浙江省普通高校"十三五"新形态教材

卫生职业教育"十三五"规划教材

高等院校数字化融媒体特色教材

Experiment and training
guidance for human function

人体机能实验
与实训指导

张 玲 / 主编

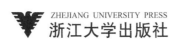

ZHEJIANG UNIVERSITY PRESS

浙江大学出版社

图书在版编目(CIP)数据

人体机能实验与实训指导 / 张玲主编. —杭州：
浙江大学出版社,2020.5(2024.8重印)
ISBN 978-7-308-19948-3

Ⅰ.①人… Ⅱ.①张… Ⅲ.①人体生理学－实验－高
等学校－教学参考资料 Ⅳ.①R33-33

中国版本图书馆 CIP 数据核字(2019)第 292609 号

人体机能实验与实训指导

主 编 张 玲

策划编辑	阮海潮
责任编辑	阮海潮(1020497465@qq.com)
责任校对	王安安
封面设计	春天书装
出版发行	浙江大学出版社
	(杭州市天目山路 148 号　邮政编码 310007)
	(网址：http://www.zjupress.com)
排　版	浙江时代出版服务有限公司
印　刷	杭州钱江彩色印务有限公司
开　本	787mm×1092mm　1/16
印　张	8.25
字　数	217 千
版 印 次	2020 年 5 月第 1 版　2024 年 8 月第 4 次印刷
书　号	ISBN 978-7-308-19948-3
定　价	35.00 元

《人体机能实验与实训指导》
编委会

主　编　张　玲

副主编　龙香娥　高　虹

编　者（按姓氏拼音排序）

陈慧玲（宁波卫生职业技术学院）

杜　宏（宁波卫生职业技术学院）

高　虹（宁波卫生职业技术学院）

况　炜（宁波卫生职业技术学院）

李　娜（宁波卫生职业技术学院）

李伟东（宁波卫生职业技术学院）

龙香娥（宁波卫生职业技术学院）

孟香红（宁波卫生职业技术学院）

沈　静（宁波卫生职业技术学院）

张　玲（宁波卫生职业技术学院）

章　皓（宁波卫生职业技术学院）

前　言

随着科学技术的不断发展,为适应"互联网＋教育"背景下教育教学改革的需要,由浙江省高等教育学会教材建设专业委员会组织,我们编写了《人体机能实验与实训指导》,作为《人体机能》的配套教材,主要供高职高专护理类专业及医学相关类专业使用。

本教材将生理学、生物化学、病理生理学和药理学中实验方法相似、理论知识相关的实验项目有机融合,突出体现课程的综合性、实用性和科学性,着重培养学生的知识应用、科学思维和解决问题等方面的能力。教材内容包括实验总述、基础实验和综合实训三篇。第一篇(实验总述)介绍机能实验的性质和任务、教学内容与要求、实验报告撰写、实验设计的基本知识、常用仪器的使用方法以及实验动物的基本操作等,为学生了解机能实验、顺利进入实验课程做好准备。第二篇(基础实验)以系统为单位,介绍单一处理因素或操作较简单的实验项目,让学生学会一些常用机能指标的测量方法,熟悉基本的实验技术,为综合实训打基础。第三篇(综合实训)涉及一系列多学科融合的任务,要求学生在实验中灵活运用所学知识对复杂现象进行综合分析、科学推理,养成尊重事实、科学严谨的作风,同时通过分组实验的形式加强学生团队合作能力的培养。

本书在纸质教材的基础上,增加了大量实物图片、操作视频等数字资源,以二维码的形式插入教材的相应位置,手机扫描二维码即可打开各种资源,学生可随时观看学习并操作示范。综合实训部分,每一项任务之后均设置了操作流程图,将实验步骤以简明扼要的形式加以呈现,增加了可读性和指导性,让学生能清晰地把握实验的整体设计。本教材将传统的纸质教材与丰富的信息化资源结合起来,实现了多场景多终端学习,有助于学生顺利完成实验,更好地利用多学科知识综合分析问题,同时也有助于教师开展线上线下有机结合的教学模式,推进实验教学的信息化改革。

由于编者水平有限,难免存在不足之处,恳请使用本教材的老师和同学们提出宝贵意见与建议,以便我们再版时能及时改正。在此也向使用本教材的师生以及浙江大学出版社表示衷心的感谢!

《人体机能实验与实训指导》编写组

2020 年 4 月

目 录

第三篇　综合实训

第一篇
实验总述

项目一　人体机能实验概述

任务一　人体机能实验简介

一、人体机能实验的性质和任务

人体机能实验是利用实验的方法观察生理及病理情况下机体功能活动的变化,并探讨这些变化的规律与机制。

为适应医学高等职业教育人才培养的要求,提高综合能力培养和素质教育的水平,机能实验打破学科界限,将生理学、生物化学、病理生理学、药理学等学科的实验内容进行有机融合和优化组合,并将教学发展成为与职业能力培养相适应的综合能力训练,从为理论教学服务的辅助性教学发展成为以综合能力培养为目的的系统教学,通过加强各学科间的横向、纵向联系,突出对学生科学思维能力、多学科知识的综合应用能力和解决问题的能力等综合素质的培养。

人体机能实验教学以系统为单位,各系统包含基础生理特性观察和常用指标的记录、综合实训两部分内容。

二、人体机能实验的评价

人体机能实验的评价由课堂评价和课后评价两部分组成。课堂评价由教师根据课堂中学生的实验完成情况进行评价。课后评价主要通过提交实验报告的形式进行,实验报告部分见后述。人体机能实验完成质量评价表示例见表 1-1-1-1。

表 1-1-1-1　人体机能实验完成质量评价表

班级:　　　　　　　　　　　　　　　　　　　　　　　　　　　第　　　组

实验项目名称:					
动手操作情况 (动物模型或者标本的制备情况)			实验完成质量		
完全独立完成	在教师指导下完成	完全由教师完成	满意 (全部由自己完成,结果满意;或出现一些小问题后,通过自己小组解决达到效果)	基本满意 (自己完成一部分,出现意外状况后,由教师协助解决完成)	不满意 (对实验不熟悉,基本都由教师完成)

任务二　人体机能实验教学目标、内容和要求

一、教学目标

根据护理、助产专业职业教育的特点,人体机能实验教学目标拓展为以下四方面:

(一)知识学习目标

突出应用性知识的学习,主要包括常用机能指标的正常值,各系统主要机能活动的特点、调节机制及其影响因素,同时了解一些指标的测量原理、实验设计的基本原则与基本程序。

(二)技能培训目标

掌握常用机能指标的测量方法,熟悉基本的人体机能实验技术,能科学、规范地描述所观察到的现象。

(三)思维培养目标

能利用多学科知识对复杂现象进行综合分析、科学推理,形成严谨的科学作风,形成对生命体、实验(工作)的整体性思维。

(四)素质培养目标

关爱生命,尊重生命;具备踏实的学习、工作态度;具有良好的团队合作意识。

二、教学内容

人体机能实验的教学内容包括:

(一)人体机能实验基本理论

含人体机能实验设计的基本知识、常用仪器的使用方法、实验动物基本知识、人体机能实验基本技术、实验数据的统计处理和实验报告的撰写等。

(二)生理特性观察及常用机能指标记录

通过离体组织、器官实验及整体动物实验,观察各器官、系统机能的基本特性,分析其活动规律,学习常用生理指标的测量与记录方法。

(三)综合实训

通过多指标、多因素的综合性实验,分析各器官、系统的机能活动影响因素、变化规律和调节机制。

三、教学要求

(一)课前要求

人体机能实验是一门涉及多个学科的综合性实验课程,实验动物模型的建立比较复杂,标本制备技术难度高,所用仪器设备操作复杂,实验时程长,处理因素多,实验中常会出现对实验结果产生干扰作用的因素,所以课前需做好充分的准备工作。实验前应加强预习,了解实验目的、要求和操作程序,充分理解实验设计原理,设计好实验中原始数据的记录表格,预估实验结果,针对实验中可能出现的问题及可能对实验结果产生较大影响的因素,提出解决方案。

（二）课堂要求

遵守实验室规章制度，有序进行实验。穿着工作服、平底鞋，不得穿背心和拖鞋进实验室上课。实验期间不得大声喧哗。实验室内不准进食，应注意保持实验室及周边环境卫生。

小组成员分工明确，密切配合，团结合作；仔细观察，如实、准确记录实验数据（包括出现的意外情况）。

爱护实验设施。实验仪器的操作和使用，必须在教师的指导下，严格按照仪器的操作规范和使用要求进行，不得进行与实验无关的操作及随意开关、搬动、拆卸仪器。珍惜实验材料，尽量避免不必要的资源浪费。做好实验的善后工作，按要求处理实验动物及标本，整理、清洁好实验台上的各类器械、设备、药品试剂，必须经教师同意后才能离开实验室。值日生负责实验室卫生并处理垃圾和实验废弃物，关闭门、窗，断开水、电，经教师同意后方能离去。

（三）课后要求

及时整理数据，认真独立完成实验报告并按时提交。

附录一:人体机能实验室应急预案

一、发生动物咬伤人事件的应急预案

1. 立即用肥皂水冲洗,并利用实验室急救箱进行消毒和止血处理,伤势严重的立即送医院急诊治疗,1h内报告实验中心主任。

2. 将咬人动物单独隔离至动物笼中观察,防止咬伤同笼动物。对血迹进行清洁消毒,防止动物之间因见血引发争斗。

3. 查明事故原因,做好应急预案启动记录。

二、发生触电的应急预案

1. 立即关闭相应电源,在不伤害自身的情况下立即使受伤人员脱离现场,终止持续伤害。利用急救箱对受伤人员进行处理,伤势严重的立即送医院急诊治疗。1h内报告实验中心主任。

2. 联系专业人员检测漏电设备是否可以继续运行。对无法继续正常工作的设备进行现场维修或联系生产单位维修。

3. 查明事故原因,做好应急预案启动记录。

三、发生火灾的应急预案

1. 一旦发生火情,第一发现人立即向教师和实验人员报警。实验室管理人员根据着火位置立即切断相应部位电源。

2. 实验人员立即拨打"119"报警,并向学校报告,根据火情组织灭火自救,组织全体人员撤离。如发现有人受伤,立即拨打"120"急救电话。15min内报告实验中心主任。

3. 查明事故原因,做好应急预案启动记录。

四、发生气瓶爆炸的应急预案

1. 立即关闭相应电源,在不伤害自身的情况下使受伤人员脱离现场。

2. 利用急救箱对受伤人员进行消毒和止血处理,伤势严重的立即送医院急诊治疗或拨打"120"急救电话。15min内报告实验中心主任。

3. 查明事故原因,做好应急预案启动记录。

任务三　机能实验报告的撰写

一、实验报告撰写的意义

实验报告是对整个实验过程进行系统分析和整理的书面材料。通过书写实验报告,可学习科学论文的基本格式、数据处理方式、文献资料查阅等基本知识,通过对实验资料和文献资料的分析与总结,可提高作者分析、解决问题的能力。

二、实验报告内容及格式

实验报告的内容通常包括实验目的、材料和方法、结果、讨论、结论等五个部分,它们分别阐述为什么进行这项实验、实验所用的具体材料和方法、有何结果、为何出现这样的结果、该结果在医学理论和技术上有何意义等。这种形式,既方便作者写稿,也方便读者阅读。

(一)实验报告题目

学生实验报告题目一般选教材所用的题目,也可根据实验内容自己拟定。题目是实验报告主要内容和中心思想的高度概括,应言简意赅,反映实验的主题特色。

(二)作者署名

作者是指实验报告的撰写者和实验的参与者。署名应写全名,署名后列出专业、班级和学号。署名位置应在题目的下方和报告正文前面。

(三)实验目的

实验目的是实验报告正文的开端,主要说明本实验需解决的问题,描述应精练、简短。

(四)材料和方法

实验报告的材料和方法一般的内容与格式如下:

1.实验对象　实验对象的种类、品系、性别、年龄等。

2.实验仪器　仪器设备的名称、生产厂商等。

3.实验药品和试剂　药品和试剂的名称、规格等。

4.实验方法　主要包括实验对象的分组及处理、实验步骤或流程、操作方法、观察方法和记录指标、数据采集、统计学方法的选用等。

(五)结果

实验结果的表达形式有文字叙述、表格和图形三种。须提供以下内容:

1.结果的文字叙述。

2.以表格形式记录的实验原始数据,或经过编辑标注的原始记录曲线。表格的格式一般为三线表,示例见表 1-1-1-2。

实验原始记录曲线的标注示例见图 1-1-1-1。

3.经过统计处理的统计图、表及对图、表的说明文字。

表 1-1-1-2　运动前后血压和心率的变化

	收缩压(mmHg)	舒张压(mmHg)	心率(次/min)
安静			
运动后即刻			
运动后 3min			
运动后 5min			
运动后 10min			

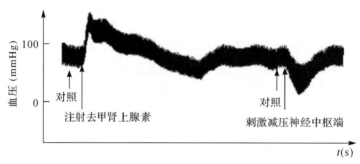

图 1-1-1-1　静脉注射去甲肾上腺素、电刺激减压神经对家兔血压的影响

(六)讨论

讨论是根据实验结果或现象,利用理论知识所进行的分析、比较、阐述、推理和预测。

1.讨论的内容

(1)从理论上对实验结果的各种资料、数据、现象等进行综合分析。

(2)指出结果的理论意义,对实践的指导作用与应用价值。

(3)实验过程中遇到的问题、差错和教训,产生非预期结果的可能原因,需解决的问题及解决的方法。

2.讨论的依据

(1)须以实验资料为依据,所讨论的结果客观真实,观点明确;实验观察中如有不足之处,须加以说明;在解释因果关系时,应说明偶然性与必然性。

(2)以科学理论为基础分析实验结果,阐述自己的观点,切不可用未经实践证明的假说当作已被证明的科学理论;讨论的逻辑性要强。

(七)结论

结论是实验报告的最终论述,用简短文字表达,不用表和图。总结概括整个实验工作,并非简单重复正文各部分内容的小结,是作者以实验结果和已知理论为基础,经过严密的逻辑推理,更深入地归纳实验中能反映事物的本质规律而得出的结论。措辞须严谨、精练,表达要准确,有条理性,并与实验目的相呼应。

(八)参考文献

参考文献是作者在引用他人的资料后于报告的最后列写的文献目录。参考文献反映实验报告的科学依据,表明对他人研究成果的尊重,同时也向读者提供有关原文信息的出处。参考文献应是作者阅读过的、较新的、已公开出版的书刊等。

参考文献的格式详见国家标准《信息与文献　参考文献著录规则》(GB/T 7714—2015)。

任务四　实验设计的基本知识

一、实验研究的基本原则和程序

(一)实验研究的基本原则

1.需要性原则　必须从国家经济建设和社会发展需要出发,选择在科学上有重要意义或社会生产、人民生活中需要解决的问题进行研究。

2.目的性原则　实验研究要明确本项目拟解决的问题,并围绕此进行设计。

3.创新性原则　选题要针对此前没有解决或没有完全解决的问题,有新观点、新发现。

4.科学性原则　选题的依据和设计理论要科学合理。

5.可行性原则　除研究方案和技术路线是科学可行的之外,还必须具备一定的基础条件,如设备、人员、动物、试剂等。

6.效能性原则　取得的社会经济效益、学术意义应与研究投入相均衡。

(二)实验研究的基本程序

实验研究的基本过程就是提出假说,并对假说进行验证。实验研究的基本程序如下:

1.立题　即确定所要研究的课题,是实验设计的前提,决定着科研方向和总体内容。

(1)立题的原则:应目的性明确,并注意创新性、科学性、可行性和实用性。确定进一步探讨时所需解决的关键问题,提出新的构思或假说。

(2)选题:分析某一领域已进行的研究工作及进展情况、取得的成果和尚未解决的问题,确定研究内容与方向。

2.实验设计　根据立题制定实验的具体内容、方法,有效控制干扰因素,确保实验数据的可靠性和精确性。实验设计是否严密,直接关系到实验结果的准确性和结论的可靠性。良好的实验设计要在人力、物力和时间方面的投入比较经济而高效,结果可靠。

3.实验和观察　实际工作中包括理论准备、实验设施准备、预实验、实验及其结果的观察记录等环节。理论准备包括实验的理论基础、假说的理论基础,并查阅实验方法、技术等方面的参考文献资料。实验设施准备主要是初步选定仪器设备、药物试剂及剂量,建立实验方法与指标,准备实验对象。预实验是对课题的初步实验,为课题和实验设计提供依据,为正式实验熟悉实验技术,改进实验方法和指标,确定处理因素的强度等。完成以上工作后,进入正式的实验阶段。按照预实验确定的方法、步骤进行实验,并按预先确定的原始记录方式和内容记录文字、数据、表格、图形、照片等原始资料。原始记录应及时、完整、精确和整洁。

观察和记录在科学实验活动中占有十分重要的地位。实验记录应严谨、细致,实事求是,力戒主观猜测。

4.实验结果的处理分析　利用统计学方法,对原始数据进行处理和统计学显著性检验。

5.研究结论　从实验观察结果得出研究的结论,以回答原先的假说是否正确。

6.论文撰写　将实验研究结果撰写成实验报告或论文。

二、实验设计的要素和原则

(一)实验设计的三大要素

实验设计中必须充分考虑的三大要素包括处理因素、实验对象及实验效应。

1. 处理因素的确定 处理因素是指对实验对象人为施加的某种因素。化学性因素,如药物、毒物、营养物、缺氧等;物理性因素,如创伤、烧伤、手术、电刺激、温度等;生物性因素,如病毒、细菌、真菌等。可以是单因素(一种处理因素),也可以是多因素(几种处理因素)。无论设计何种处理因素,都应注意以下几个方面:

(1)确定实验中的主要因素:实验研究是否能顺利进行,确定几个主要的、带关键性的因素是很重要的。一次实验涉及的因素不宜过多或过少。设计的处理因素过多会使分组过多,受试对象例数增多,实验时难以控制;而处理因素过少则难以提高实验的广度、深度和效率。

(2)处理因素的标准化:在整个实验过程中,处理因素应做到标准化。如果实验的处理因素是电刺激,那么电刺激的强度、持续时间、频率等应始终保持一致;如果处理因素是药物,那么药物的来源、剂量、成分、厂家、批号等都应始终保持一致,否则就会影响实验结果的评定。

(3)非处理因素的控制:非处理因素也可称干扰因素,指非实验研究因素,但可干扰实验效应,影响实验结果。如受试动物的种属、性别、体重、年龄,实验室的温度、湿度等。非处理因素必须加以控制,以保证实验效应的精确性和准确性。

2. 实验对象的选择 实验对象包括人和动物。以人体为对象的实验主要是一些非创伤性或微创的,如体温、脉搏、血压、呼吸、血液生化检测等。当以动物为实验对象时,实验材料包括正常动物、麻醉动物和病理模型等整体动物,以及离体器官、组织、细胞等。选择何种实验对象,应考虑实验的目的、方法和指标以及各种动物和标本的特点,其选择要点是:

(1)动物种类尽量选择接近人类而又经济的动物。

(2)根据实验要求进行品种和纯度的选择。在有些实验中,需用纯种(近交系)动物。

(3)动物的健康状态和营养状况良好,不宜选择过于肥胖或有病的动物。

(4)通常选用年龄、体重一致或相近的动物。在年龄上一般应选择发育成熟的年轻动物。

(5)动物的性别最好相同。如对性别要求不高的实验可雌雄混用,分组时应雌雄搭配。与性别有关者,只能用某一性别的动物。

3. 实验效应 实验效应是反映处理因素作用强弱的标志,它必须通过具体的指标来体现。要结合专业知识,尽可能选用客观性强的指标。在仪器和试剂允许的情况下,应尽可能选用特异性强、灵敏度高、准确可靠的客观指标。对一些半客观指标(比如读 pH 试纸上的数值)或主观指标(对一些定性指标的判断上),一定要事先规定读取数值的严格标准,只有这样才能准确地分析实验结果,从而也可大大提高实验结果的可信度。

指标是在实验观察中用来指示(反映)研究对象中某些特征(如对药物的效应)的可被研究者或仪器感知的一种现象标志,也就是说,医学实验指标是反映实验对象所发生的生理现象或病理现象的标志。指标可分为计数指标和计量指标,或主观指标和客观指标等。

所选定的指标,至少要符合下述基本条件:

(1)特异性。指标应特异地反映所观察的事物(现象)的本质,即指标特异地反映某一特定的现象,不至于与其他现象产生混淆。如高血压中的血压尤其是舒张压就可作为高血压病的特异指标。

(2)客观性。最好选可用具体数值或图形表达的指标,如脑电图、心电图、血压和呼吸描记、实验室检查等。因为主观指标(如肝脾触诊、目力比色等)易受主观性因素的影响而造成较大的误差。

(3)重现性。一般来说,客观性指标在相同条件下可以重现,重现性高的指标一般意味着无偏性或偏性小,误差小,从而较准确地反映实际情况。重现性可能与仪器稳定性、操作误差、实验动物的功能状态和实验环境条件有关。若指标未受这些因素影响而重现性低,则不宜采用。

(4)灵敏性。指标测量的技术方法或仪器的灵敏性是极其重要的。方法不灵敏,该测出的变化测不出来,就会得出"假阴性结果",仪器不精密,所获阴性数值不真实。目前常用的分光光度计、放射免疫法等因其灵敏度较高而常被采用。

(5)技术和设备的可能性。尽量选用既灵敏客观,又切合本单位所具有的技术和设备实际情况的指标。

(6)指标选定必须有依据。现成(定型)指标,必须有文献依据,自己创立的指标必须经过专门的实验鉴定。

(二)实验设计的三大原则

实验设计的三大原则是指对照、随机和重复。

1.对照　就是在实验中设立实验组(处理组)和对照组。在非处理因素保持相同的情况下,通过设立对照组能有效地消除各种非处理因素的干扰所造成的误差。对照可分为:

(1)空白对照:不对实验对象做任何处理的对照。

(2)假处理对照(实验对照):不进行实验特定的处理,其余处理相同。

(3)自身对照:对照与实验在同一受试对象中进行,这种对照可以最大限度地减少抽样误差,但应注意实验期间实验对象可能受到诸多因素的影响。

(4)标准处理(阳性对照):用公认的有效标准方法或常规方法作为对照。

(5)相互对照:不设对照组,而是几种处理组间互为对照。

(6)历史对照:用以往的研究结果或历史文献资料为对照,但由于时间、地点和条件不同,差异相当大,动物实验一般不采用。

2.随机　是指实验对象的实验顺序和分组实行随机处理。也就是被研究的样本是从总体中任意抽取的,抽取时要使每一样本有同等机会被抽取。通过随机化,尽量使抽取的样本可代表总体,并可使各组的样本条件尽量一致。

在实验中,对照组与实验组除某种特定处理因素不同外,其他非特定因素最好完全一致、均衡。但事实上,完全一致和绝对均衡是不可能的,只能做到基本上的一致和均衡,这主要通过随机抽样来完成。

随机抽样方法很多,如随机数字表法、抽签法、摸球法等。

3.重复　由于医学实验对象的个体差异等因素,一次实验的结果往往不够确实可靠。所以,每一实验应有足够数量的例数和重复数,实验例数越多或重复的次数越多,越能排除实验对象的个体差异或偶然性,因此重复可反映实验结果的可靠性。但是,样本例数很多或实验重复次数很大,非但在实验上有一定困难,而且也是不必要的,实验设计就是要使样本的重复次数减少到不影响实验结果的最小限度。

实验结果的重现率至少要超过95%,这样做出假阳性的错误判断的可能性小于5%($P<0.05$)。如果一定数量的样本就能获得 $P<0.05$ 水平的实验,当然要比过量样本获得 $P<0.05$ 的实验更可取。决定样本的例数取决于:①处理效果大小,效果越明显所需重复数越

小;②实验误差,误差越小所需样本数越少;③抽样误差,样本的个体差异越小,反应越一致,所需样本数就越少;④资料性质,计数资料样本数要多些,计量资料样本数则相应减少。

此外,实验设计时还必须遵守:①平衡原则,指应充分发挥具有各种知识结构和背景的人的作用,有效地提高实验设计方案的均衡性;②弹性原则,指在时间分配图上留有空缺以便根据实验情况适时调整实验进度;③最经济原则,指以所拥有的实验条件为基础,预测实验的产出和投入的比值,选择综合效益最高的方案。

（张玲、章皓）

项目二　实验常用仪器、设备与生理溶液

　　机体的功能与代谢变化以生物信号的形式表达，其中有一些是生理过程中自发产生的，如血压、体温、心电信号、神经细胞动作电位等，另一些信号则是外界施加于机体，机体响应后产生的，如超声信号、X线信号、血药浓度等。人的感官对大多数的生物信号并不能直接感知，需要借助仪器设备对其进行观察与测量，基本过程是通过换能器将从实验对象获得的生物信号转换成电信号，经放大（生物信号通常比较微弱）后被特定的仪器记录，并且以机体感官所能感知的信息形式显示。对实验对象施加处理，反映机体功能变化的信号也相应发生改变，对这些变化的信号进行分析，便可得知机体功能的变化。

　　本项目将介绍当前机能实验常用的仪器、设备与生理溶液。

任务一　微机生物信号采集处理系统(RM6240C)的使用

　　目前机能实验室使用的生物信号采集处理系统型号主要为RM6240C，下面对其进行简单介绍。

一、系统组成

　　系统由硬件和软件两部分组成。硬件包括外置程控放大器、数据采集板、数据线及各种信号输入输出线。软件主要由RM6240. EXE及多个实验子模块组成。软件与硬件协调工作，实现系统的多种功能。其面板上设置有外接信号输入插座、刺激器输出插座、计滴及监听插座（图1-2-1-1）。

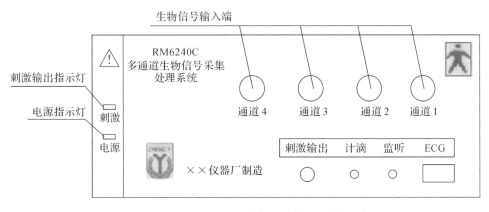

图 1-2-1-1　RM6240C 生物信号采集处理系统面板

二、软件快速入门

1.运行软件　开启计算机，打开外置的仪器电源，用鼠标双击计算机桌面上的"RM6240C

多通道生物信号采集处理系统"图标,即可进入实验系统。

注意:开机时应先开外置仪器电源,然后再进入实验系统,如果未开外置仪器即进入实验系统,系统提示出错,无法进行"示波"或"记录",此时应退出软件,开启外置仪器电源,再进入系统。

2.菜单说明　顶级菜单条如图1-2-1-2所示。

RM6240C生物信号采集处理系统1.0

文件(F)　编辑(E)　示波(O)　分析(A)　实验(M)　工具(L)　查看(V)　帮助(H)

图1-2-1-2　RM6240C生物信号采集处理系统菜单

点击"实验"(图1-2-1-3),选择需要进行的实验项目。实验模块是针对机能实验教学项目而开发的,系统预设置了几十个实验项目的参数以供参考。只要选中了相应的项目,系统即自动设置好该实验所需的实验参数(一般无须修改)。

3.运行环境　本系统在工作过程中分三个环境,即示波、记录和分析环境(图1-2-1-4)。移动鼠标至功能键所在位置,然后稍作停留即可显示功能键的功能。

点击"示波"(▶),系统开始采集信号,但只是实时显示,无记录数据功能。

点击"记录"(◉),即开始在显示波形的同时将采集到的信号实时存储到硬盘。

点击"暂停"(Ⅱ),系统暂停工作,此时不可进行数据分析,再次点击时,恢复记录状态。

点击"停止"(■),系统停止工作,此时可对已记录的数据进行分析。

实验(M)

肌肉神经　　　　　　▶
循环　　　　　　　　▶
呼吸　　　　　　　　▶
消化　　　　　　　　▶
感觉器官　　　　　　▶
中枢神经　　　　　　▶
泌尿　　　　　　　　▶
减压神经放电、血压、心电同步实验
药理学专用实验　　　▶
病理生理专用实验　　▶

创建实验菜单项目

保存自定义实验项目...
打开自定义实验项目...
最近实验参数

实验信息...
量纲转换
标记组...

图1-2-1-3　RM6240C生物信号采集
处理系统实验模块

三、常用工具及功能介绍

"工具"菜单中有各种界面操作工具,常用工具介绍如下:

1.坐标滚动　选中后,各通道右边(即监视参数区)将弹出一滚动条,拉动该滑动块可使坐标和波形一起沿垂直方向快速滚动,点击滚动条上下两端的箭头,则缓慢滚动,从而扩大波形的显示范围。

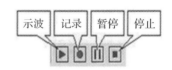

图1-2-1-4　示波记录按钮

2.零点偏移　用于通道的零点调节。其正负调零范围最好不要超过放大器当前灵敏度挡的范围(即垂直方向±1大格),否则将影响放大器的动态范围,如果零点偏移太多,应调节换能器本身的零位。

3.快速归零　当波形输出为直流挡时,如果此时选择快速归零功能,系统将记下此时的波值,以后的波形都将减去记下的这个波值。

4.缩放

(1)纵向缩放(🔍):该功能是利用鼠标将信号沿 y 轴方向放大或缩小。具体使用方法如下：

选中此工具后，单击鼠标左键，波形放大；

选中此工具后，单击鼠标右键，波形缩小；

选中此工具后，双击鼠标左键，波形还原。

（2）横向缩放（🔍）：该功能是利用鼠标键将信号沿 x 轴方向放大或缩小。具体使用方法同上。注意：缩放时将以鼠标点击点为中心点。

5.拆分示波 将各通道（合并通道除外）一分为二：右边显示新波形，左边显示已记录的波形，并可拉动滑动块观察记录的波形，并和当前波形作比较。

6.波形剪辑 此功能是集成在软件内部的画图板程序，打开此功能后，可以在主界面通道内选择一块波形区域，然后软件会自动返回画图板界面，显示刚才截取的波形，用户可以自己编辑图形，然后打印（图 1-2-1-5）。

7.区域测量（💠） 系统自动测量两点间的时间，该区域内的信号最小值、最大值、峰-峰值、平均值，并将数据自动粘贴在数据板。

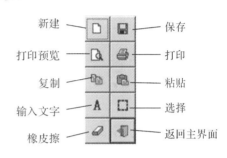

图 1-2-1-5 波形剪辑界面

使用方法：选中该工具按钮，用鼠标在需要测量的区域两端各单击一次。

点下区域测量按键后，系统将随鼠标的移动，自动在通道左上角显示鼠标箭头所在位置的时刻及幅度值；此时可将鼠标用作移动标尺。在需测量的区域内点击第一点之后，系统将给出鼠标当前点与第一点的相对时间差与幅度差，此时可作相对测量。点击第二点后，将得到区域测量结果。

8.传导速度测量（🔀） 用于"神经干动作电位"实验中传导速度的测定。

使用方法：选中该工具按钮，进入该测量后，需先输入电极距离。此后如选择手动测量，则用鼠标确定一、二通道两个动作电位波形的时间差，即可完成测定。如选择自动测量，则可自动确定一、二通道两个动作电位波形的传导速度。

四、编辑功能介绍

在"编辑"菜单选择"数据编辑"或在工具栏点击"数据编辑"工具"Ｉ"，系统即进入数据编辑状态，并在屏幕右上角弹出浮动的数据编辑工具小窗口（图 1-2-1-6、图 1-2-1-7）。

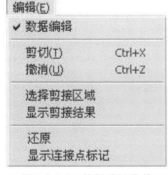

图 1-2-1-6 数据编辑菜单

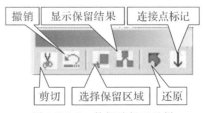

图 1-2-1-7 数据编辑工具栏

1.数据编辑　此选项便于在通道中直接对波形(数据)进行剪切。选取此项指令后,按住鼠标左键并拖动鼠标即可选取任意范围需要编辑的波形(选中的波形背景颜色为黑色),此时,可通过命令对波形进行处理,以便保存和打印。

2.保存　编辑后的波形可利用"另存数据处理后子文件为..."命令,将有效数据段自动连接成一连续波形文件。

任务二　虚拟实验系统的使用

机能学虚拟实验教学系统是一款全新的教学软件,采用真实实验场景和真实实验数据技术进行仿真科学实验,实验场景清晰、生动,令实验者仿佛身临其境(图 1-2-2-1)。

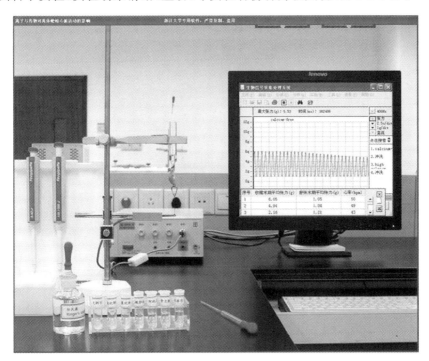

图 1-2-2-1　虚拟实验系统工作界面

使用方法如下:

1.进入系统　在桌面上双击"新模拟实验"快捷图标进入系统启动窗口。鼠标左键点击窗口内"中文",进入系统。鼠标点击系统窗口的十二个部分中任意一部分,即进入相应的目标窗口或浏览器显示界面。若点击右下角"Exit"图标,则退出系统(图 1-2-2-2)。

2.虚拟实验进入系统后,用鼠标点击"虚拟实验"即进入实验目录窗口,再点击实验项目名称即可进入相应的实验场景(图 1-2-2-2)。

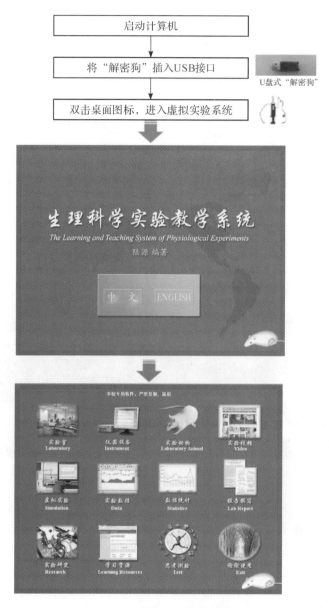

图 1-2-2-2　虚拟实验系统启动方法

任务三　其他常用设备的使用

一、换能器

在生物医学中将传感器称为换能器,是一种能将机械能、光能、化学能等非电形式的能量转换为电能的器件或装置。

在生物医学中,换能器能把人体及动物的机体各系统、器官、组织直至细胞水平和分子水平的生理功能与病理变化所产生的体温、血压、血流量、脉搏、呼吸流量、生物电、渗透压、血气含量等非电信号转换成电信号,然后传送至电子测量仪器进行测量、显示和记录。

(一)常用的换能器

在机能实验中,常用的换能器有:

1.张力换能器　张力换能器能把各种张力转换成电信号。张力换能器有各种规格,根据被测张力的大小选取合适量程的换能器,常用的有 5g、10g 和 50g 等(图 1-2-3-1)。

2.压力换能器　压力换能器能把各种压力如血压、呼吸道气压转换成电信号。压力换能器根据测量的对象不同,可以分为血压换能器(图 1-2-3-2)和呼吸换能器(图 1-2-3-3)。血压换能器可用于测量高压强($-50\sim360\mathrm{mmHg}$),而呼吸换能器则用于测量低压强($-10\sim50\mathrm{cmH_2O}$)。

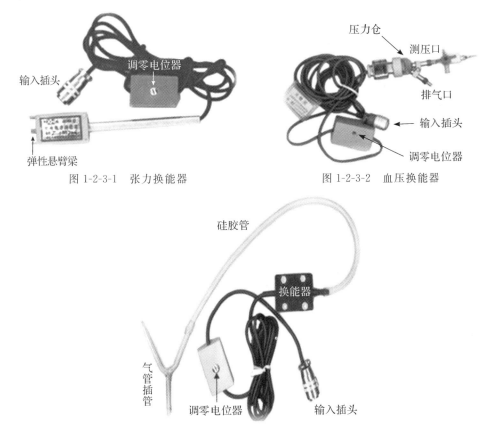

图 1-2-3-1　张力换能器　　　　　图 1-2-3-2　血压换能器

图 1-2-3-3　呼吸换能器

（二）换能器使用注意事项

1.施加的负荷不能超过量程。例如，在使用张力换能器时，不能用手去牵拉弹性悬臂梁或超量加载，张力换能器的弹性悬臂梁屈服极限为其规定量程的2～3倍，如30g量程的张力换能器，在施加了90g力后，弹性悬臂梁就不能恢复形变，即弹性悬臂梁将失去弹性，换能器被损坏；压力换能器的弹性膜片在过载情况下将无法恢复形变，过载将会发生应变丝断裂或应变架变形。

2.防止水进入换能器的内部。张力换能器内部没有采取防水处理，水滴入、渗入换能器内部会造成电路短路，损坏换能器，损伤测量的电子仪器。

3.换能器应该轻拿轻放，避免碰撞。如压力换能器内部是由应变丝构成的电桥，盘绕在应变架上，应变架结构精密，如果发生碰撞和震动，会发生断丝或变形。

1-1 视频：HSS-1B型数字式超级恒温浴槽的使用

二、恒温器

实验对象是哺乳类动物的离体器官时，要求提供在体时的恒温环境，恒温器可以满足离体组织器官生理恒温的环境要求。恒温器的规格型号有很多，其主要的功能是使容器内水的温度保持恒定，用水泵来提供恒温水循环。下面以HSS-1B型数字式超级恒温浴槽为例进行介绍。

（一）基本性能

HSS-1B型数字式超级恒温浴槽（图1-2-3-4）使用数字控制技术，操作方便，温度控制范围为0～100℃，温度波动范围±0.03℃，温度显示的分辨率为0.01℃，循环水流量为6L/min。该装置可做痛觉及肠平滑肌等离体器官实验，又能单独作为通用的恒温循环浴槽使用。

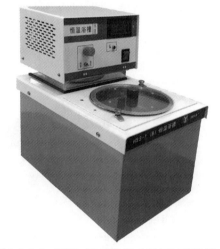

图1-2-3-4　HSS-1B型数字式超级恒温浴槽

（二）使用方法

1.使用前在槽内加入清水，水面不得低于工作台面30mm，不然通电工作时会损坏加热器。

2.用胶管连接灌流装置。

3.开启"电源"开关。

4.将"设定"开关拨到"设定"一侧，旋转"温控"旋钮至数字显示需要的工作温度。

5.将"设定"开关拨到"显示"一侧，此时温控器显示的是当前浴槽内水的温度。之后温控器进入自动控制状态，浴槽内温度将稳定在之前设定的温度。

三、血糖仪

血糖仪是一种测量血糖水平的电子仪器，种类很多，这里以强生血糖仪为例，简单介绍其使用方法。血糖仪（图1-2-3-5）通过测量血液中的葡萄糖与试纸中的葡萄糖脱氢酶反应产生的电流测量血糖。

（一）使用方法

1.插入血糖试纸　取出血糖试纸，将试纸按电极向上方向插入血糖仪试纸插槽，血糖仪自动开启。

2.采血检测　当血糖仪上出现血滴标记(💧)闪烁时,即可采血进行检测。用针头刺破血管,挤出绿豆大小血滴,将吸血口靠近血滴,直到黄色检测窗口完全充满血样,此时可听到"滴"提示音。等待数秒,读取结果。

(二)注意事项

1.检测条件　适宜温度为10~40℃,相对湿度为小于85%。

2.对于吸血型试纸,将试纸的吸血口对准血样就会自动吸入。不得往吸血式试纸上滴血。待试纸吸满血样,血糖仪发出提示音后再移开,不要在血糖仪未提示就移开,也不要有了响声还不移开,否则都会影响结果。

3.试纸获取血样后血糖仪要放在桌面上,不能晃动,待结果出来后拔出试纸,血糖仪自动关机。不拔试纸会耗电。

4.血糖试纸使用方法如图1-2-3-6所示。从试纸筒取出血糖试纸后,应立即盖紧试纸筒盖,取出的试纸应在3min内使用完毕。试纸只能用一次,不能重复使用。一次未吸满血的试纸不能再补血,因为补血的结果不准确。

5.检测范围　0.6~33.3mmol/L,如显示为"LO",则提示血糖过低,记录为<0.6mmol/L,如显示为"HI",则提示血糖过高,记录为>33.3mmol/L。

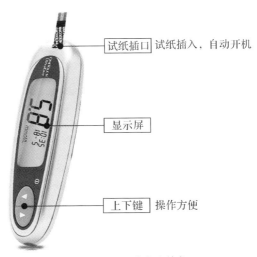

图 1-2-3-5　强生血糖仪

试纸插口　试纸插入,自动开机

显示屏

上下键　操作方便

1-2 视频:
强生血糖仪
的使用

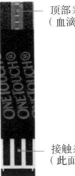

顶部采血测量区
(血滴吸入试纸顶部狭小通道)

接触条
(此面朝上,完全插入血糖仪)

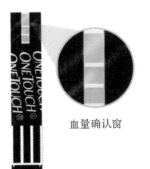

血量确认窗

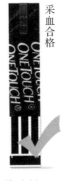

采血合格

血量不够,无法测量

图 1-2-3-6　血糖试纸

任务四　手术器械介绍

机能实验常用的器械如图 1-2-4-1、图 1-2-4-2、图 1-2-4-3 所示。

1. 金属探针　用于破坏蛙类脑和脊髓。

2. 锌铜弓　锌铜弓用金属锌和铜铆接而成。锌铜弓在极性溶液中形成回路时，锌与铜两极会产生约 0.5~0.7V 的直流电压，因此可以用来刺激神经或肌肉，使神经或肌肉兴奋。这种刺激仅在锌铜弓与神经或肌肉接触的瞬间产生，持续的接触不能使神经或肌肉兴奋。

3. 刺激电极　刺激电极一般用铜或不锈钢丝制成，两极分别接刺激器输出的正极和负极。刺激电极有保护电极、刺激电极和定电极等多种。

1-3 视频：用金属探针破坏蟾蜍脑脊髓

1-4 视频：用锌铜弓检测神经-肌肉标本的兴奋性

1-5 图片：蛙心插管

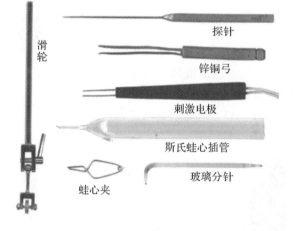
图 1-2-4-1　器械 A

滑轮
探针
锌铜弓
刺激电极
斯氏蛙心插管
蛙心夹
玻璃分针

1-6 图片：玻璃分针

1-7 图片：蛙心夹

4. 斯氏蛙心插管　斯氏蛙心插管用玻璃制成，尖端插入蟾蜍或青蛙的心室，突出的小钩用于固定离体心脏，插管内充灌蛙生理溶液。

5. 玻璃分针　用于分离神经肌肉标本等组织，因其光滑，故不易对组织造成损伤。用时应蘸少许任氏液或生理盐水。

6. 蛙心夹　将一端夹住标本（如蛙的心尖），另一端借缚线连接换能器（或杠杆），以进行标本（如心脏）活动的记录。

7. 滑轮　用来改变力的方向，大多数是用在张力换能器与标本之间的连接。

8. 血管插管　血管插管常采用静脉留置针、PVC 管、大号不锈钢注射器针头（磨去锋口），后接三通和动脉测压管。动脉插管，在急性动物实验时插入动脉，另一端接压力换能器或水银检压计，来记录血压。静脉插管，插入静脉后固定，便于记录静脉压和在实验过程中随时通过插管注射各种药物和溶液。

9. 动脉夹　用于阻断动脉血流。

10. 气管插管　急性动物实验时插入气管，以保证呼吸通畅或做人工呼吸。一端接气鼓或呼吸换能器可记录呼吸运动。

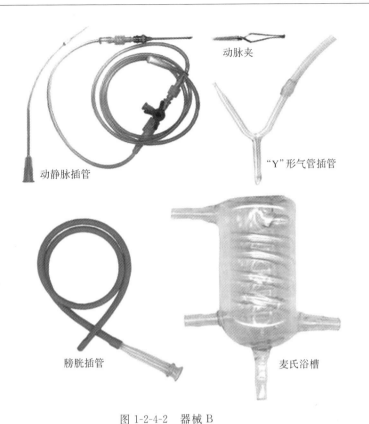

动脉夹

动静脉插管

"Y"形气管插管

膀胱插管

麦氏浴槽

图 1-2-4-2　器械 B

1-8　图片：
动脉插管

1-9　视频：
动脉夹

1-10　图片：
气管插管

1-11　图片：
膀胱插管

1-12　图片：
麦氏浴槽

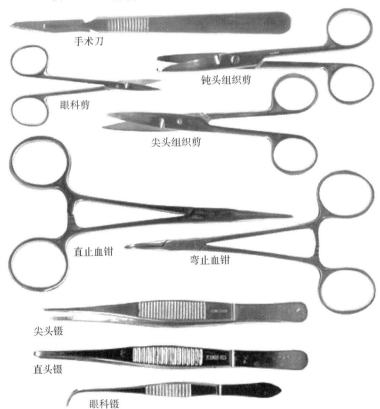

手术刀

钝头组织剪

眼科剪

尖头组织剪

直止血钳

弯止血钳

尖头镊

直头镊

眼科镊

图 1-2-4-3　器械 C

11. 膀胱插管　用玻璃制成的插管，后接导尿管，用于引流膀胱内尿液和尿流量的测定。

12. 麦氏浴槽　用玻璃制成的双层套管，内管可放置标本和灌流液，在内壁和外壁间连通恒温水以保持内管中标本的恒温。

1-13　视频：手术刀片的安装与拆卸

13. 手术刀　用于切开皮肤和脏器。不要用手术刀随意切其他软组织，以减少出血。注意刀刃不要碰及坚硬物质，用完应单独存放，保持清洁干燥。手术刀刀片的安装与卸取方法如图 1-2-4-4 所示。常用的手术刀执刀方法有 4 种（图 1-2-4-5）。

(1) 执弓式是一种常用的执刀方法，动作范围大而灵活，用于腹部、颈部、股部的皮肤切口。

(2) 握持式用于切口范围大、用力较大的操作，如截肢、切开较长的皮肤切口等。

(3) 执笔式用力轻柔而操作精巧，用于小而精确的切口，如眼部手术、局部神经、血管、腹部皮肤小切口等。

(4) 反挑式，使用时安装适合的刀片，刀口朝上，常用于向上挑开组织，以避免损伤深部组织。

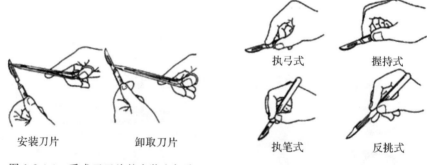

安装刀片　　　卸取刀片

图 1-2-4-4　手术刀刀片的安装和卸取

执弓式　　握持式
执笔式　　反挑式

图 1-2-4-5　执刀方法

14. 剪刀　实验用剪刀有组织剪、眼科剪和普通粗剪刀，又有大小、类型（直形、弯形、尖头、钝头）、长短之分。

1-14　视频：各种剪刀握持方式

(1) 组织剪用于剪切皮肤、肌肉、血管等软组织。钝头组织剪的钝头一端可插入组织间隙，常用来分离、剪切无大血管的肌肉和结缔组织。

(2) 眼科剪常用于剪神经、血管、包膜，如剪破血管、输尿管、胆管等以便插管。禁止用眼科剪剪切皮肤、肌肉、骨组织。

(3) 普通粗剪刀用来剪毛、皮肤、肌肉、骨和皮下组织等。

持剪方法是以拇指与无名指分别持剪刀柄两环，中指放在无名指指环的外侧柄上，食指轻压于剪刀柄和剪刀口连接部（图 1-2-4-6）。

15. 止血钳　有大、小、有齿、无齿、直形、弯形之分。根据不同操作部位选用不同类型的止血钳。持止血钳的方法与手术剪相同。

(1) 直止血钳和无齿止血钳用于手术部位的浅部止血和组织分离，有齿止血钳主要用于强韧组织的止血、提拉切口处的部分等。

(2) 弯止血钳用于手术深部组织或内脏的止血，有齿止血钳不宜夹持血管、神经等组织。

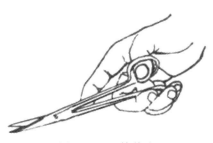

图 1-2-4-6　持剪法

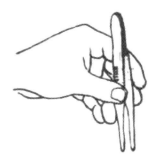

图 1-2-4-7　执镊法

（3）蚊式止血钳较细小，适于分离小血管及神经周围的结缔组织，用于小血管的止血，不适宜夹持大块或较硬的组织。

16.镊子　分有齿和无齿两类，大小长短不一，主要用于夹捏或提起组织。圆头镊子用于夹较大或较厚的组织及牵拉皮肤切口，眼科镊子或钟表镊子用于夹捏细软组织。执镊方法为用拇指对食指和中指（图 1-2-4-7）。

17.持针器　持针器（图 1-2-4-8）有大小之分，持针器的头端较短，内口有槽。

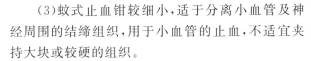

持针器

组织钳

图 1-2-4-8　持针器和组织钳

18.组织钳　组织钳（图 1-2-4-8）弹性大而软，尖端有细齿，对组织损伤较小，用于皮下组织和纱布的夹持。

19.注射器　注射器分为可重复使用的玻璃注射器和一次性塑料注射器两种。常用的有1～20ml 的注射器（图 1-2-4-9）。根据注射溶液量的多少来选用合适的注射器。注射器抽取药液时应将活塞一推到底，排尽针筒内空气。安装针头时，注射器针头的斜面应与注射器容量刻度标尺在同一平面上，旋紧针头。注射器握持方法有平握法和执笔法两种（图 1-2-4-9）。

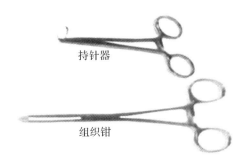

20ml 玻璃注射器

10ml 一次性注射器

2ml 一次性注射器

1ml 一次性注射器

平握法

执笔法

图 1-2-4-9　注射器及握持方法

20.手术台　动物实验用手术台有蛙手术台（蛙板）、兔手术台。

（1）蛙板：蛙板用平整的木板制成，20cm×15cm。蛙板用于固定蛙体及标本制备。有的蛙板上开有一圆孔，将蛙的肠系膜覆盖于圆孔上，通过显微镜可观察微循环（图 1-2-4-10）。

（2）兔手术台：固定杆用于固定兔的头部，固定钩用来固定兔的四肢。为了防止动物的体温降低，有的手术台底部安装了加热装置（图 1-2-4-11）。

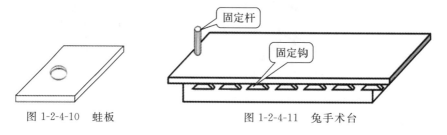

图 1-2-4-10　蛙板　　　　　　　　图 1-2-4-11　兔手术台

任务五　常用生理溶液的配制与用途

　　细胞的生命活动会受到内环境体液中各种理化因素的影响，如各种离子、渗透压、温度、pH 等。无论浸润离体标本还是机体输液，均需配制各种接近于生理情况的液体，这种液体称之为生理溶液。生理溶液的理化性质如各种离子、渗透压、温度、pH 等都与离体标本和机体的组织液类似。

一、常用生理溶液的配制

　　生理溶液是由无机盐、葡萄糖和水配制而成的。生理溶液有两种配制方法。

　　1. 根据用量按表 1-2-5-1 计算出各种成分的用量，用天平称取各成分溶解于蒸馏水（氯化钙单独于另一容器中溶解），将溶液用蒸馏水稀释至配制的 80% 左右的量，最后将氯化钙溶液一边搅拌一边缓慢加入。

　　2. 先把各成分都分别配成一定浓度的基础溶液，然后按表 1-2-5-1 记载的用量混合，氯化钙溶液在其他成分混合稀释后再一边搅拌一边缓慢加入。

　　葡萄糖应该在临用前加入，加入葡萄糖的溶液不能久置，否则容易发生变质。

表 1-2-5-1　常用生理溶液的成分及配制

成分及基础液浓度		任氏液	拜氏液	乐氏液	台氏液	克氏液
NaCl	(g)	6.50	6.50	9.20	8.00	6.60
20%	(ml)	32.5	32.5	46.0	40.0	33.0
KCl	(g)	0.14	0.14	0.42	0.20	0.35
10%	(ml)	1.4	1.4	4.2	2.0	3.5
CaCl$_2$	(g)	0.12	0.12	0.12	0.20	0.28
5%	(ml)	2.4	2.4	2.4	4.0	5.6
NaHCO$_3$	(g)	0.20	0.20	0.15	1.00	2.10
5%	(ml)	4.0	4.0	3.0	20.0	42.0
NaH$_2$PO$_4$	(g)	0.01	0.01	—	0.05	—
1%	(ml)	1.0	1.0		5.0	
MgCl$_2$	(g)	—	—	—	0.1	—
5%	(ml)				2.0	
KH$_2$PO$_4$	(g)	—	—	—		0.16
10%	(ml)					1.6
MgSO$_4$ · 7H$_2$O	(g)	—	—	—		0.29
10%	(ml)					2.9
葡萄糖	(g)		2.0	1.0	1.0	2.0
pH				7.5	8.0	
蒸馏水		加至 1000ml	加至 1000ml	加至 1000ml	加至 1000ml	加至 1000ml

二、生理溶液的用途

　　每种生理溶液都有着适用的对象，实验时根据实验对象来选择合适的生理溶液。

1.生理盐水　0.9％ NaCl 溶液适用于哺乳动物的输液、手术位置的湿润等；0.65％ NaCl 溶液则适用于蛙、蛇、龟等变温动物器官组织的湿润。

2.任氏液　适用于蛙类动物的组织器官湿润、离体器官的灌流。

3.拜氏液　适用于离体蛙心的灌流。

4.乐氏液　适用于哺乳动物的心脏、子宫等。

5.台氏液　适用于哺乳动物,特别是小肠组织。

6.克氏液　适用于哺乳动物的各种组织。

（沈静、张玲）

项目三　动物实验基本知识与技术

任务一　动物实验研究的优势和常用实验动物的选择

一、动物实验研究的优势

与临床试验相比较,动物实验具有不可替代的优势。

(一)可以更严格地控制实验条件

虽然在临床试验中也能对试验条件加以干预,但由于人的高度复杂性,通常难以严格控制,有时甚至连对照组的设置都会遇到很大阻力,给试验进行和结果分析带来诸多困难。但是在动物实验中,受试对象和实验进程都处于实验者的完全控制内,因而在标准化的模式下,可以严格控制干扰因素,进行某一因素的细微探讨,而这是临床研究难以做到的。

机体的某种功能同时受许多因素影响,因此要研究某一特定因素的影响时,应当让其他因素保持不变,这在人体中很难实现,但在动物身上,无论是整体或离体实验中,都会变得比较容易。如在实验条件上,实验室对温度、光线、动物饮食、活动等可以加以严格控制;在实验对象选择上,动物实验完全可以选择相同动物,且严加限制动物的品系、性别、年龄、体重、健康状态甚至遗传和微生物等方面,特别是健康状态,某种疾病研究用的实验动物是人工制备的标准化模型,而临床受试者则是由于先天遗传或在后天生活的自然环境中患病的,同一疾病的发病过程、病变程度、对药物等治疗措施的反应等都不尽相同,还常常伴有其他疾病的干扰;另外,动物实验可以选取所需要的数量同时进行实验,而患者是陆续进入试验的,在试验资料积累过程中可能会掺入不少干扰因素,而这些有时很难区分。

利用动物实验的这些优点,我们就能把一个非常复杂的多因素干扰局面控制成单因素的处理与分析,使诸多研究简化并易于开展,从而极大推动医学的发展。

(二)可以缩短研究周期

很多自然条件下潜伏期或病程较长的临床疾病(如肿瘤、肺心病等),其研究周期也拖得很长,采用动物复制疾病模型可以极大地缩短研究周期。尤其是那些在人体上不便进行的研究,若改在实验动物上开展,可显著推动医学病因学、发病学以及疾病防治方法的研究。

动物模型可冲破许多临床试验会面临的伦理和道德限制,能容许采用一些因其危险性而无法应用于人类的方法。而这些途径对于研究低发病率的疾病(如各种癌症、遗传缺陷)具有特殊意义。例如,急性白血病、血友病和某些自身免疫性疾病在人群中的发病率都偏低,我们可以有意识地提高其在动物种群中的发病率从而推进疾病研究。另外,可通过将动物引入自然的或控制的环境中,观察特定环境或遗传因素对疾病发生发展的影响,这对于长潜伏期的疾病研究尤为重要。

人类的寿命很长,相对于大多数实验动物而言,一个科学家很难进行3代以上的观察。许多动物由于生命周期短,在实验室观察几十代甚至上百代都是轻而易举的,这大大方便了疾病的家族遗传学研究。

(三)可以最大限度地获取反映实验效应的样本和资料

临床试验往往由于受试对象拒绝提供、可能损害健康等一系列原因难以获得反映实验效应的资料,但在动物实验中,通过各种安排,几乎可以不受限制地获得资料。

临床上不易遇到的疾病,如放射病、烈性传染病、毒气中毒等,应用动物实验可以随时、大量地进行复制。以放射病为例,平时极难见到,而采用实验方法已在动物身上成功地复制造血型、胃肠型、心血管型和脑型放射病,极大地促进了这种病的研究。今天我们对辐射损伤的大部分知识,就是通过动物实验积累的,其中关于辐射的远期遗传效应至今只有动物实验资料。

(四)可以进行药物的长期疗效和远期效应观察

采用动物实验观察药物的长期疗效和远期效应较易开展,但临床研究中的问题远远要复杂得多,如患者多吃或少吃药、患者另外求医、患者自动停药、患者同时患上其他疾病、患者失去联系以及患者死亡等均会使治疗的最终效果很难判定。

(五)可以进行临床上难以完成的实验

医学研究中的任何处理因素,包括预防甚至治疗措施(如药物、新手术等),在确定其真正无害之前,严格来说是不允许应用于临床的,更不用说一些已知对机体有害的因素了。因此,任何一种新药物在临床应用前必须先要通过动物实验,确定疗效、剂量、副作用和远期后果;一种新手术必须在动物身上先试验其可行性、效果并明确可能引发的问题后,方可应用于临床。至于研究毒物、病原生物、恶劣环境等各种因素的致病作用,动物实验不仅仅是不可缺少的,而且常常是唯一的方法。

医学上某些重要概念的建立只有通过动物实验才能实现,临床试验根本无法做到。例如,人们早就注意到神经活动与内分泌有关,早在 20 世纪 30 年代临床上就发现下丘脑损伤可引起生殖障碍和代谢紊乱,尸体解剖与动物实验都提示下丘脑很可能通过分泌某些激素调节垂体前叶的功能,从而控制许多内分泌器官的活动,如果这一现象得到肯定,那么神经体液调节的概念将会得到决定性的支持,但是花费了 40 年的时间,人们一直无法找到下丘脑调节垂体的物质。直到 20 世纪 70 年代两组科学家分别用十多万只羊和猪的下丘脑提取出几毫克下丘脑的释放激素,而仅需几微克这类激素就可导致垂体分泌大量激素,这才最后确定了下丘脑对垂体的激素调节的新概念。下丘脑释放激素的分离、合成,为神经内分泌与调节的概念提供了有力的证据,并改变了许多内分泌疾病的诊断与治疗的办法。如果试图从几万个临床受试者的下丘脑中提取激素完成这项研究,可以说是不可能的。

二、常用实验动物的种类

(一)蟾蜍

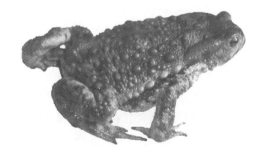

蟾蜍属于两栖类变温动物(图 1-3-1-1),背腹扁平。背部皮肤上有许多呈疣状突起的毒腺,可分泌蟾蜍素,尤其以眼后的椭圆状耳腺分泌毒液最多。雄性蟾蜍皮肤光滑,前趾上有黑色、粗糙的斑块——婚垫,会鸣叫。雌性蟾蜍皮肤粗糙,前趾上无婚垫,不会鸣叫。

图 1-3-1-1　蟾蜍

蟾蜍的一些基本生命活动和生理功能与恒温动物近似,其离体组织和器官所需的生活条件较简单(无须人工供氧和恒温装置),易于控制与掌握。蟾蜍常用于神经生理、肌肉生理、心脏生理、微循环、水肿、肾功能不全等实验,是教学实验常用的小动物。

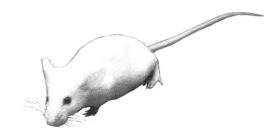

1-15　图片:
蟾蜍

(二)小鼠

小鼠是目前世界上用量最大、用途最广、品种最多的实验动物。实验小鼠(图 1-3-1-2)来自野生小鼠,是经过人们长期选择培育而成的。

小鼠性情温顺,胆小易惊,易于捕捉,夜间比较活跃,尤以傍晚为甚。对外来刺激(如强光、噪声、不同气味等)敏感,可引起吃仔现象。不耐饥饿,不耐热,环境适应性差,疾病抵抗力低。实验小鼠自发肿瘤多,白化小鼠怕强光。

小鼠具有广泛的用途。由于其繁殖力强,便于进行大量人工饲养,可用于需求量大的动物实验,如药物筛选、毒性试验、药物效价比较

图 1-3-1-2　小鼠

等;由于其妊娠期短,繁殖力强,故常用于避孕药和营养试验。小鼠对多种疾病敏感,如流行性感冒、血吸虫、疟疾、狂犬病和一些细菌性疾病,可用于此类疾病的实验治疗;人工接种方法或化学致癌物在小鼠中易引起肿瘤,可用于肿瘤的研究等。小鼠还广泛用于血清、菌苗、疫苗等生物制品的生物鉴定;可用于遗传性疾病的研究,如黑色素病、白化病、遗传性贫血等;用于免疫学的研究,如用免疫缺陷小鼠研究免疫机制等。总之,小鼠被广泛应用于医学、生物学、兽医学、生理学、遗传学等方面的研究。

1-16　图片:
小鼠

(三)大鼠

实验大鼠(图 1-3-1-3)系由褐色家鼠驯化而用作实验动物。目前欧美等国已培育出无菌大鼠。

大鼠性情温顺,行动迟缓,但捕捉方法粗暴或缺乏维生素 A 时常咬人。喜居安静环境,夜间活跃。嗅觉发达,味觉很差,汗腺不发达,温度过高时会流出唾液以调节体温,易中暑而死亡。对空气中的灰尘、氨、硫化氢敏感,长期慢性刺激,会引起肺部大面积坏死。湿度太低易导致大鼠坏尾症。大鼠不能呕吐,因而不能用作呕吐实验。大鼠抵抗力较强,容易饲养,对营

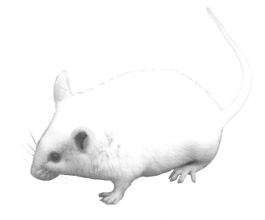

图 1-3-1-3　大鼠

养、维生素缺乏敏感,会引发典型缺乏症。有多种毛色,白、黑、棕、黄、斑驳等。

在生物医学研究中,大鼠用量仅次于小鼠,占第二位。其用途如下:

1.在营养学和代谢性疾病的研究上,大鼠为首选实验动物。如对维生素 A、维生素 B、维生素 C、氨基酸、蛋白质缺乏和营养代谢异常的研究,大鼠是至关重要的。

2.在传染病的研究上,如支气管肺炎、副伤寒的研究中大鼠为常选实验动物。

1-17 图片：
大鼠

3.在畸胎、多发性关节炎、化脓性淋巴腺炎、中耳炎或筛选抗炎药物等的研究中,大鼠被广泛应用。

4.在药物的毒理实验中,由于大鼠无胆囊,常用于胆管插管、收集胆汁,进行消化功能的探索,同时,大鼠也常用于筛选新的心血管病及老年病药物。

5.在肿瘤方面的研究,因大鼠易患肝癌,通过化学致癌物诱发肝癌,可培育出肿瘤模型。另外,大鼠肝被切除60%~70%后仍能再生,因此也常用于肝外科研究。

6.大鼠在免疫学、内分泌学及神经生理的研究中,都颇具价值。

(四)豚鼠

豚鼠(图 1-3-1-4)性情温顺,不轻易伤人,胆小易惊,喜群居和干燥清洁的生活环境,不善于攀登和跳跃。嗅觉、听觉较发达,对各种刺激有较高的反应,如受到惊吓、特殊音响持续刺激以及异形物体的出现等,会使动物出现一系列不良反应。

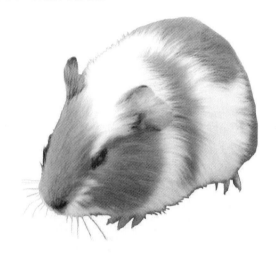

图 1-3-1-4　豚鼠

1-18 图片：
豚鼠

豚鼠对抗生素极为敏感,尤其是对青霉素及四环素族的敏感性极高。豚鼠体温调节能力较差,易受外界温度变化的影响,新生仔鼠更为明显,主要依靠室内温度恒定和母体的抚育来维持正常体温。豚鼠体内缺乏合成维生素 C 的酶,所需维生素 C 必须来自饲料。

随着现代医学和生物学的发展,豚鼠在实验研究中的用途不断被人们所发现和利用。根据豚鼠的固有特性,很多实验必须使用豚鼠而不能用别的动物代替。

豚鼠的主要用途如下:

1.豚鼠对很多致病菌和病毒极为敏感,是微生物感染试验中常用的实验动物。如对结核杆菌、鼠疫杆菌、白喉杆菌、布氏杆菌、沙门菌、霍乱弧菌、Q 热、淋巴细胞性脉络丛脑膜炎病毒、钩端螺旋体等易感,常用于上述传染病的研究,以及病原的分离、鉴别和诊断。

2.豚鼠是研究维生素 C 的生理功能的重要动物模型。由于豚鼠体内不能合成维生素 C,如果饲料中缺乏维生素 C 豚鼠就会出现维生素 C 缺乏症,故常用于研究实验性坏血症。

3.豚鼠迟发型超敏反应性的反应与人相似,在免疫学研究中常使用豚鼠进行过敏性反应和变态反应的研究。如给豚鼠注射马血清,很容易复制过敏性休克动物模型;另外,豚鼠的血清可为免疫学补体结合试验提供所需要的补体。

4.豚鼠的耳蜗发达,听觉敏锐,听觉音域广,可用于听力试验以及一些内耳疾病的研究。

5.豚鼠对某些药物、毒物非常敏感,对缺氧耐受性强等,常用于有关方面的实验。

(五)兔

作为实验动物主要使用真兔属中的家兔,也使用野兔属和白尾棕色兔属的兔。现在用作实验动物的兔(图 1-3-1-5)都是欧洲兔的后代。我国已在 1985 年培育出无菌兔和无特殊病原体(SPF)兔。

家兔是食草性动物,喜食粗饲料,齿尖,喜磨牙,有啃木、扒土的习惯。白天多处于假眠和休息状态,夜间活跃且进食多。听觉、嗅觉灵敏,胆小易惊。喜居安静、清洁、干燥、凉爽、空气新鲜的环境,不耐湿、热,有良好的卫生习惯。

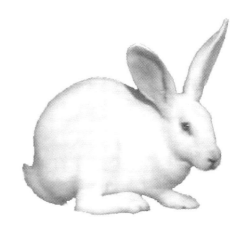

图 1-3-1-5　家兔

家兔的一般研究用途包括:

1.生殖生理研究　由于雌兔只能在交配后排卵,故能准确判定其排卵时间,可用于胚胎学的妊娠诊断等方面的研究。

2.遗传性疾病　如软骨发育不全、血管性血友病、青光眼、高血压等症的研究。

3.制造生物制品及各类抗血清制剂　家兔耳静脉粗,抽取血样方便,其血清量与其体重比,较其他动物多,广泛用于各种抗血清的制备,制造预防家畜疫病的疫苗,如兔化猪瘟弱毒疫苗等。

1-19　图片:家兔

4.研究代谢失常　如低淀粉酶血症、维生素 A 缺乏、脑水肿和动脉硬化。

5.免疫学研究　在免疫学的研究中,尤其是涉及对抗原刺激的抗体应答保护方面,多以兔为实验动物。

由于较易获得且各脏器功能调节与人相似等原因,家兔被广泛应用于中等教育与高等教育的生理学课程中。此外,家兔还广泛应用于研究药的致畸作用或其他干扰正常生殖过程的现象、食品药物的毒理学试验。

任务二　动物实验的基本操作

机能学实验时需要对实验动物进行一定的处理,如对动物进行麻醉、手术、生理生化指标测定等,掌握动物实验的基本操作技术,并在实验中正确应用是确保实验成功的关键。

一、实验动物的编号

为了方便分组和辨别,常需要给实验动物编号。常用的编号方法有染色法、挂牌法等。

(一)染色法

染色法是用化学药品涂染动物体表一定部位的皮毛,以染色部位、染色颜色不同来区分动物的方法。

1. 常用染色剂

(1)3％～5％苦味酸溶液,染成黄色。

(2)0.5％中性红或品红溶液,染成红色。

(3)20％硝酸银溶液,染成咖啡色(涂上后需在日光下暴露 10min)。

(4)煤焦油乙醇溶液,染成黑色。

2. 染色编号方法　此法对白色毛皮动物如大耳白兔、大鼠和小鼠都很实用。常用的染色方法有:

(1)直接用染色剂在动物被毛上标号码。此法简单,但如果动物太小或号码数太多,就不能采用此法。

(2)用一种染色剂染动物的不同部位,其惯例是先左后右(也可先右后左),从上到下,见图 1-3-2-1(A)。

(3)用多种染色剂染动物的不同部位。

(4)可用一种颜色作个位数,用另一种颜色作为十位数,照(2)法染色,可编到 99号,见图 1-3-2-1(B)。

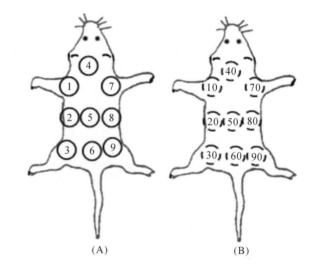

图 1-3-2-1　小白鼠背部的编号方法

染色法对慢性长久实验不适用,这是因为时间久后,颜色可自行消退,加之动物之间互相摩擦,动物舔毛,尿、水浸湿以及动物自然换毛脱毛,容易造成混乱。

(二)挂牌法

挂牌法是将编号烙压在金属牌上,挂在动物身上或笼门上以示区别。

狗的号码牌挂在颈链绳上最好。豚鼠可挂在耳朵上,挂时应注意避开血管,将金属小牌直接穿过耳郭折叠在耳部,但挂牌使动物感到不适,会用前爪搔抓而致耳部损伤。金属牌应选不易生锈、对动物局部组织刺激较小的金属制造。

二、常用实验动物的捉拿和固定方法

(一)蟾蜍

捕捉时可持其后肢。操作者以左手食指和中指夹住蟾蜍前肢,用左手拇指压住脊柱,右手将其双下肢拉直,用左手无名指和小指夹住[图 1-3-2-2(A)]。此法用于破坏蟾蜍脑、脊髓。注射时,则可将蟾蜍背部紧贴手心,实验者用左手拇指及食指夹于蟾蜍头及躯干交界处,左手其他三指则握住其躯干及下肢[图 1-3-2-2(B)]。在捉拿蟾蜍时,注意勿挤压两侧耳部突起的毒腺,以免毒液射到实验人员的眼中引起损伤。

1-20 视频:
蟾蜍的捉拿

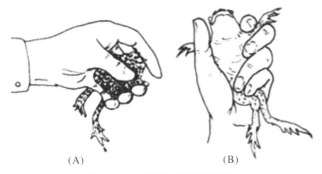
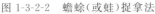

(A)　　　　　　　　　(B)

图 1-3-2-2　蟾蜍(或蛙)捉拿法

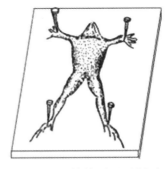

图 1-3-2-3　蟾蜍(或蛙)固定法

对蟾蜍进行手术或其他复杂操作时,则按实验需要的体位,用蛙钉或大头针将四肢钉于蛙板上(图 1-3-2-3)。

1-21 视频:
小鼠的捉拿

(二)小鼠

捕捉时可持其尾部末端。做腹腔穿刺或测量体温时,实验者以右手拇指及食指抓住小鼠尾巴,将其放在粗糙台面上或鼠笼上,轻轻向后拉鼠尾,此时小鼠会四肢紧紧抓住笼面并企图向前爬行,可起到暂时固定的作用[图 1-3-2-4(A)]。以左手拇指、食指沿其背向前抓住其颈部皮肤,拉直鼠身[图 1-3-2-4(B)],以左手中指抵住其背部,翻转左手,小鼠腹部向上。以左手无名指及小指固定其躯干下部及尾部[图 1-3-2-4(C)],右手可进行其他简单实验操作。

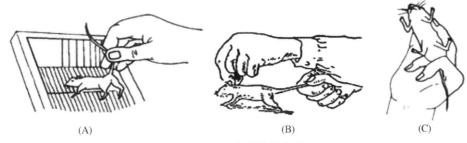

(A)　　　　　　　　　(B)　　　　　　　　　(C)

图 1-3-2-4　小鼠的捉拿法

(三)大鼠

大鼠在被激怒后易咬人,所以实验前应尽量避免刺激它。捉拿时最好不要用止血钳夹其皮肤,而是戴纱手套捉拿,这样对大鼠的刺激小,并可防咬伤。

对大鼠进行注射、灌胃等操作时，用右手将鼠尾抓住提起，放在较粗糙的台面或鼠笼上，抓住鼠尾向后轻拉，用左手抓紧两耳和头颈部皮肤，余下三指捏紧鼠背部皮肤，如果大鼠后肢挣扎厉害，可将鼠尾放在小指和无名指之间夹住，将整个大鼠固定在左手中，右手进行操作[图 1-3-2-5（A）]。若进行手术或解剖，则应事先麻醉或处死大鼠，然后用绳缚住四肢，用棉线固定门齿，背卧位固定在手术台上。需行尾部取血及尾静脉注射时，可将其固定在大鼠固定盒里，将鼠尾留在外面供实验操作。

（四）豚鼠

豚鼠具有胆小易惊的特性，因此抓取时要求快、稳、准。先用右手掌轻轻地扣住豚鼠背部，抓住其肩胛上方，以拇指和食指环握颈部。对于体型较大或怀孕的豚鼠，可用另一只手托住其臀部[图 1-3-2-5(B)]。

（五）家兔

捕捉时以右手抓住其颈背部皮肤（不能抓两耳），轻轻把家兔提起，迅速以左手托住其臀部，使其体重主要落在抓取者的左掌心上，以免损伤动物颈部（图 1-3-2-6）。家兔一般不咬人，但脚爪锐利，当被抓取时会挣扎反抗，甚至抓伤捕捉者，所以捕捉时要特别注意其四肢。

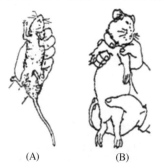
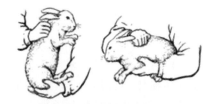

(A)　　　　　　(B)

图 1-3-2-5　大鼠、豚鼠的捉拿和固定　　　　　图 1-3-2-6　兔捉拿方法

对家兔施行手术，须将其固定于手术台上。多数实验采用仰卧位固定，用绳打套结分别绑住四肢，固定在兔手术台上，头部套上兔头固定器，固定时先将兔颈部放在半圆形铁圈上，再把嘴伸入可调铁圈内，最后将兔头夹的铁柄固定在实验台上，或用一根粗棉绳，勾住兔的两颗上门齿，将棉绳拉直后绕扎在手术台的固定柱上（图 1-3-2-7）。以上方法较适用于仰卧位固定。动物取俯卧位时（特别是头颅部实验），常用马蹄形头固定器进行固定。

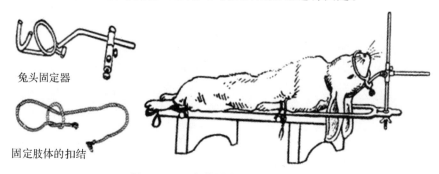

兔头固定器

固定肢体的扣结

图 1-3-2-7　兔仰卧位固定于手术台

三、常用实验动物的麻醉

实验动物的麻醉就是用物理或化学的方法，使动物全身或局部暂时痛觉消失或痛觉迟钝，以利于进行实验。动物麻醉的方法有全身麻醉、局部麻醉、针刺麻醉、复合麻醉、低温麻醉等。一般实验室所采用的是全身麻醉或局部麻醉。麻醉药的种类较多，作用原理也各不相同，它们除了能抑制中枢神经系统外，还可引起其他一些生理功能的变化。动物手术时，需根据动物的种类和实验手术的要求选择适当的麻醉药物和麻醉方法。麻醉必须适度，过浅或过深都会影响手术或实验的进程和结果。

1-25　视频：
家兔的固定

(一)常用麻醉药

麻醉药按其使用方法分为两大类：全身麻醉药与局部麻醉药。前者又分为挥发与非挥发性麻醉药两类。挥发性麻醉药(如乙醚等)作用时间短，麻醉深度易掌握，动物麻醉后苏醒快，但在麻醉过程中要随时注意动物的反应，以防止麻醉过量或过早复苏；非挥发性麻醉药(如巴比妥、氯醛糖等)作用时间较长，且一般不需专人照管，但苏醒慢，不易掌握麻醉深度。后者常用于浅表或局部麻醉(如1%普鲁卡因局部浸润麻醉；0.1%丁卡因黏膜喷洒麻醉等)。

1. 氨基甲酸乙酯　又名乌拉坦。氨基甲酸乙酯可导致较持久的浅麻醉，对呼吸无明显影响，常用于兔、猫、狗、蛙等动物。氨基甲酸乙酯对兔的麻醉作用较强，是家兔急性实验常用的麻醉药。由于易诱发大鼠和兔产生肿瘤，需长期存活的慢性实验动物最好不使用本药。氨基甲酸乙酯易溶于水，使用时可配成20%~25%的溶液。优点：价廉，使用简便，一次给药可维持4~5h，且麻醉过程较平稳，动物无明显挣扎现象。缺点：苏醒慢，麻醉深度较难掌握。

2. 氯醛糖　本药溶解度较小，常配成1%水溶液。使用前需先在水浴锅中加热，使其溶解，但加热温度不宜过高，以免降低药效。本药的安全性大，能导致持久的浅麻醉，对自主神经中枢的功能无明显抑制作用，对痛觉的影响也极微，故特别适用于研究要求保留生理反射(如心血管反射)或研究神经系统反应的实验。

3. 巴比妥类　该类药物品种繁多，根据作用的时限可分为长效、中效、短效、超短效作用四大类。其作用主要是阻碍冲动传入大脑皮质，从而对中枢神经系统起抑制作用。巴比妥类对呼吸中枢有较强的抑制作用，若麻醉过快或过深，可导致呼吸肌麻痹甚至死亡，故应注意防止给药过多过快。此外，此药对心血管系统也有复杂的影响，抑制微循环导致血压降低，直接抑制心脏的收缩功能，影响基础代谢，降低体温。故这类药物不太适合用于心血管功能研究实验。其中，戊巴比妥钠是最常用的一种动物麻醉剂，白色粉状，毒性小，起效快，持续时间约3~5h。一般用生理盐水配制成1%~5%的溶液，用该药麻醉中型动物时大多经静脉给药，而对小型动物多采用腹腔给药。

4. 乙醚　乙醚无色透明，极易挥发，有特殊气味，易燃易爆，与空气中的氧接触能产生刺激性很强的乙醛及过氧化物，宜保存于暗色容器中，并置于阴凉处。乙醚的麻醉作用主要是抑制中枢神经系统，对其他系统影响不明。因可刺激呼吸道黏膜使分泌物增加，故使用时应注意应用阿托品来对抗这一作用。有呼吸道病变的动物禁用乙醚麻醉。

5. 局部麻醉药

(1)普鲁卡因：用于手术局部浸润麻醉可用1%溶液，剂量依所需麻醉面的大小而定，骨髓穿刺、局部皮肤切开等均可采用。

(2)氯乙烷：特点是沸点低，在高于12℃时即可沸腾，具有强大的挥发性，可使麻醉局部急剧冷却,感觉神经末梢发生暂时性麻痹。

(二)麻醉方法

麻醉方法可分为全身麻醉和局部麻醉两种。

1.全身麻醉法　简称全麻。全身麻醉可使动物意识暂时不同程度地消失,肌肉完全松弛,感觉完全消失,反射活动减弱。全身麻醉有吸入麻醉和注射麻醉,常用麻醉药的给药剂量和途径见表1-3-2-1。

表 1-3-2-1　动物常用麻醉药物的剂量及作用特点

药物(常用浓度)	动物	给药途径	剂量 (mg/kg)	作用时间及特点
乙醚	各种动物	吸入		实验过程中持续吸入麻醉剂,麻醉时间由实验决定
戊巴比妥钠 (1%～5%)	犬、兔、猫	静脉、腹腔注射	30	2～4h,中途加1/5量,可维持1h以上,麻醉力强,容易抑制呼吸
	豚鼠	腹腔注射	40～50	
	大鼠、小鼠	腹腔注射	40～50	
硫喷妥钠 (5%)	犬、兔、猫	静脉注射	15～20	15～30min,麻醉力强,抑制呼吸,宜缓慢注射
	大鼠	腹腔注射	40	
	小鼠	腹腔注射	15～20	
乌拉坦 (20%)	犬、兔、猫	静脉注射	750～1000	2～3h,毒性小,较安全,主要适用于小动物的麻醉
	大鼠、小鼠	皮下或肌内注射	1350	
	大鼠、小鼠	腹腔注射	1000～1500	
	蛙、蟾蜍	淋巴囊注射	2000～2500	
乌拉坦(10%)、 氯醛糖(1%)	兔、猫 大鼠	静脉或腹腔注射 腹腔注射	500 50	5～6h,安全,肌松不完全
普鲁卡因 (1%～2%)	各种动物	脊髓、表面注射	视情况而定	30min

(1)吸入麻醉法:将挥发性麻醉剂或气体麻醉剂经呼吸道吸入动物体内,从而产生麻醉效果的方法。常用的吸入麻醉药有乙醚、氟烷、甲氧氟烷、氯仿等。气体麻醉剂常用氧化亚氮、环丙烷等。

(2)注射麻醉法:通过给动物的肌肉、腹腔、静脉等注射麻醉药,实现麻醉的方法。注射麻醉因给药的部位不同,麻醉药物的剂量、麻醉起效时间和麻醉持续时间都有差异。一般情况下,腹腔给药用药剂量大、起效时间慢、持续时间长,但麻醉深度不易控制;静脉麻醉起效快,麻醉深度比较容易控制。

大鼠、小鼠和豚鼠多采用腹腔注射给药法进行麻醉。兔、猫和狗等动物,除腹腔注射给药外,还可静脉注射给药。

2.局部麻醉法　指用药局部可逆性地阻断感觉神经冲动的发出和传导,在动物意识清醒的条件下用药,使局部感觉消失。局部麻醉药一般在用药后几分钟内起效,药效维持1h左右。局部麻醉方法很多,有表面麻醉、浸润麻醉和阻断麻醉等,应用最多的是浸润麻醉。

浸润麻醉是将药物注射于皮内、皮下组织或手术部位深部组织,以阻断用药局部的神经传导,使痛觉消失。常用的浸润麻醉药为 1% 盐酸普鲁卡因,注射后 1～3min 开始作用,可维持 30～45min。

(三)麻醉操作要求

1.麻醉的基本原则

(1)不同个体对麻醉药的耐受性是不同的。因此,在麻醉过程中,除参照一般药物用量标准外,还必须密切注意动物的状态,以决定麻醉药的用量。

(2)麻醉的深浅,可根据角膜反射的灵敏度,呼吸的深度、快慢,有无四肢和腹壁肌肉的紧张性以及皮肤夹捏反应等进行判断。当动物呼吸突然变深变慢、角膜反射的灵敏度明显下降或消失、四肢和腹壁肌肉松弛、皮肤夹捏无明显疼痛反应时,应立即停止给药。

(3)静脉注药时应坚持先快后慢的原则。一般给药应先推入总量的 1/2,观察动物的行为,再边观察、边缓慢给药直到所需的麻醉深度。动物的健康状况、体质、年龄、性别也影响给药剂量和麻醉效果,因此实际麻醉动物时应视具体情况对麻醉剂量进行调整。避免动物因麻醉过深而死亡。

2.补充麻醉 实验过程中如麻醉过浅,可临时补充麻醉药,但一次补充剂量不宜超过总量的 1/5,且须经一定时间后才能补充,如戊巴比妥钠须在第一次注射后 5min,苯巴比妥钠须在第一次注射后 30min 以上。

3.麻醉注意事项

(1)乙醚是挥发性很强的液体,易燃易爆,使用时应远离火源。平时应装在棕色玻璃瓶中,储存于阴凉干燥处,不宜放在冰箱内,以免遇到电火花时爆炸。

(2)因麻醉药的作用,致使动物体温缓慢下降,所以应设法保温。在寒冷季节,注射前应将麻醉剂加热至与动物体温相一致的水平。

(3)犬、猫或灵长类动物,手术前 8～12h 应禁食,避免麻醉或手术过程中发生呕吐。家兔或啮齿类动物无呕吐反射,术前无须禁食。

任务三　实验动物(家兔)手术操作

生理科学实验除从动物的体表探测生物信号外,常常需从动物体的深部将其器官组织取出体外进行生物信号的探测和记录。通过手术的方法将探测装置放置于动物体深部,或获取动物的器官组织,是生理科学实验的基本方法和技术。手术质量直接关系到实验数据的准确性和实验的成败,实验者应高度重视动物手术环节并熟练掌握实验动物的基本手术方法和技术。

一、术前准备

(一)理论准备

术前应查阅资料,熟悉手术部位的解剖结构,了解麻醉、手术方法及应急措施,制定手术方案和手术材料清单。

(二)材料准备

根据手术材料清单准备下述材料:

1. 动物准备　准备合适的笼具放养动物。术前使动物保持安静,必要时对动物进行清洁消毒处理。犬、猫或灵长类动物,术前8~12h应禁食,避免麻醉或手术过程中发生呕吐。家兔或啮齿类动物无呕吐反射,术前无须禁食。

2. 器械准备　根据手术要求准备手术刀、手术剪等器械及动物实验专用的头夹、玻璃分针、动脉夹、颅骨钻、骨钳等。器械准备要充分、完整,避免临时找器械而延误手术进程。

3. 药品准备　麻醉药品、生理盐水、肝素、急救药、消毒及抗菌药物等实验药品和试剂。

4. 其他准备　手术台、手术灯、解剖显微镜、纱布、棉球、绑带、手术线、棉线等。

5. 仪器准备　仪器应在术前连接、调试完毕,处于待机状态。人工呼吸机备用。

二、家兔颈部手术

大鼠、兔、狗颈部解剖结构比较相似,它们的颈部手术比较常见的有颈外静脉、颈总动脉和气管的暴露、分离及相应的插管术。现以家兔颈部手术为例进行介绍。

(一)术前准备

1. 理论准备

(1)兔颈部的解剖结构(图 1-3-3-1)

①颈外静脉:位于颈部正中线两侧的皮下。

②肌肉:颈部有 3 条浅层肌肉:胸锁乳突肌,起自胸骨,斜向外侧方止于头部颞骨乳突;胸骨舌骨肌,起自胸骨,止于舌骨体,位于颈腹正中线,左右两条平行排列,覆盖于气管腹侧面;胸骨甲状肌,起自胸骨和第一肋软骨,止于甲状软骨后缘正中处。

③气管:气管位于颈腹正中,全部被胸锁乳突肌和胸骨舌骨肌所覆盖,将左、右胸骨舌骨肌向两侧拉开,即可见上下相连的甲状软骨、轮状软骨和气管。

④颈总动脉及神经:颈总动脉位于气管外侧,其腹面被胸锁乳突肌和胸骨舌骨肌所覆盖。分离左、右胸锁乳突肌和胸骨舌骨肌,即可清晰地暴露出深部颈动脉血管鞘结构。用左手拇指和食指捏住颈部皮肤和肌肉,其余三指从皮肤外向上顶起外翻,可清晰地看见总动脉及在其内

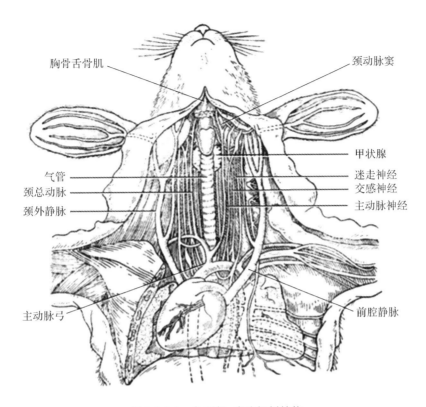

胸骨舌骨肌　　　　　　　　　　　　　　　　　　　颈动脉窦

甲状腺

气管　　　　　　　　　　　　　　　　　　　　　　迷走神经
颈总动脉　　　　　　　　　　　　　　　　　　　　交感神经
颈外静脉　　　　　　　　　　　　　　　　　　　　主动脉神经

主动脉弓　　　　　　　　　　　　　　　　　　　　前腔静脉

图 1-3-3-1　兔颈部、胸腔解剖结构

侧与之伴行的三根神经。三根粗细不同的神经,最粗者呈白色,为迷走神经;较细者呈灰白色,为颈部交感神经干;最细者为减压神经,位于迷走神经和交感神经之间,但位置常有变异。

(2)施行全身静脉麻醉,手术方案、应急措施和手术材料清单见下述。

2.材料准备

(1)动物准备:健康家兔一只,雌雄不拘,体重 2.5kg 左右。

(2)器械准备:手术刀片和柄 1 套,手术剪 1 把,眼科剪 1 把,粗剪刀 1 把,直、弯、蚊式止血钳各 2 把,圆头镊 1 把,弯头眼科镊 1 把,1ml、5ml、20ml 注射器各 1 支,6、7 号针头各 3 枚,兔头夹 1 个,玻璃分针 2 支,动脉夹 1 个,气管插管 1 支,动脉插管 1 支,静脉插管、心导管(直径 1.2mm 聚乙烯导管)各 1 支,三通阀 2 个。

(3)药品准备:20%氨基甲酸乙酯溶液,生理盐水,肝素生理盐水(125U/ml),液体石蜡。

(4)其他准备:实验动物手术台、手术灯、医用纱布、2-0 手术线、棉球、绑带。

(5)仪器准备:呼吸换能器 1 个、压力换能器 2 个、微机生物信号采集处理系统 1 台、人工呼吸机 1 台(备用)。

(二)颈外静脉插管术

颈外静脉插管可用于注射、取血、输液等。

1.插管准备　静脉导管长 10cm,用连接管接三通阀,管内充满 125U/ml 肝素生理盐水,关闭三通阀。

2.麻醉、固定和备皮　用 20%氨基甲酸乙酯按 4ml/kg 剂量行耳缘静脉麻醉。动物仰卧固定,颈部尽量绷直。用左手绷紧颈部皮肤,粗剪刀紧贴皮肤,将手术部位及其周围的被毛剪去(不可用手提起被毛,以免剪破皮肤)。或用宠物剃毛器剃去被毛。

3.切开皮肤　术者先用左手拇指和另外四指将颈部皮肤绷紧固定,右手持手术刀,沿颈部正中线切开皮肤,上起甲状软骨,下达胸骨上缘,长度为5~7cm。也可用止血钳提起两侧皮肤,距胸骨上1cm处的正中线剪开皮肤约1cm的切口,用止血钳贴紧皮下向头部钝性分离皮下筋膜,再用圆头剪刀剪开皮肤5~7cm。用止血钳提起皮肤并分离结缔组织,将皮肤向外侧牵拉。

4.颈外静脉分离　颈部皮肤切开后,用左手拇指和食指捏住颈部左侧缘皮肤切口,其余三指从皮肤外向上顶起外翻,可清晰地看见位于颈部皮下、胸锁乳突肌外缘的颈外静脉。

沿血管走向,用玻璃分针钝性分离颈外静脉两侧的皮下筋膜,仔细分离出3~5cm,在血管的远心端穿丝线,备用,在靠近锁骨端用动脉夹夹闭近心端颈外静脉,待血管内血液充盈后用手术线结扎颈外静脉的远心端。

5.颈外静脉插管　靠远心端结扎线处用眼科剪向心方向呈45°角在静脉上剪一"V"形小口(约为管径的1/3或1/2),用弯头眼科镊挑起血管切口,向心方向插入导管2~3cm。用线将血管和插管结扎在一起,此线在导管固定处打一活结,绕导管两圈打结固定。

1-26 视频:家兔颈外静脉插管

(三)气管插管术

气管插管可用于气道压力测定、通气量测定及给动物进行人工呼吸。

1.插管及仪器准备　用连接管将"Y"形气管插管与呼吸换能器相连。换能器和微机生物信号采集处理系统在实验前连接调试并定标,处于工作状态。

2.麻醉、固定和备皮　用20%氨基甲酸乙酯,按4ml/kg剂量行耳缘静脉注射麻醉,动物仰卧固定,颈部尽量绷直。左手绷紧颈部皮肤,用粗剪刀紧贴皮肤,将手术部位及其周围的被毛剪去。

3.切开皮肤　用止血钳提起两侧皮肤,距胸骨上1cm的正中线处剪开皮肤约1cm的切口,用止血钳贴紧皮下向头部钝性分离皮下筋膜,再用圆头剪刀剪开皮肤5~7cm。用止血钳提起皮肤并分离结缔组织,将皮肤向外侧牵拉。

1-27 视频:家兔气管插管

4.分离气管　气管位于颈部正中位置,全部被胸锁乳突肌和胸骨甲状肌所覆盖,用玻璃分针或止血钳插入左右两侧胸骨舌骨肌之间,作钝性分离,将肌肉向两外侧缘牵拉并固定,再分离气管两侧及其与食管之间的结缔组织,使气管游离开来,并在气管下穿两条粗缚线。

5.气管插管　提起缚线,用手术刀或手术剪在甲状软骨下缘1~2cm处的气管两软骨环之间横向切开气管前壁(横切口不能超过气管口径的一半),再用剪刀向气管的头端做一小的0.5cm纵向切口,切口呈一"⊥"形,如气管内有血液或分泌物,应先用棉签揩净,将气管插管由切口处向胸腔方向插入气管腔内,用一缚线结扎插管,结扎线绕插管分叉处一圈打结固定,另一缚线将头端的气管切口结扎,以免气管切口处渗血(图1-3-3-2)。

6.仪器连接　记录呼吸运动,将连接换

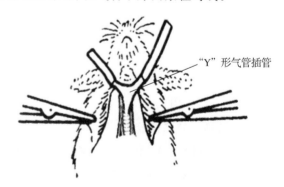

"Y"形气管插管

图 1-3-3-2　兔气管插管

能器的软管接在气管插管一叉管口,另一叉管用于动物通气。进行人工呼吸时,将气管插管的两个叉管分别接人工呼吸机吸气管和呼气管。

(四)颈动脉插管术

颈动脉插管可用于动脉血压测定和采集动脉血。

1.插管及仪器准备　动脉插管长 5～10cm(可用 12～16 号注射器针头,尖端锋口磨钝),接三通阀,向管内充满 125U/ml 肝素生理盐水,关闭三通阀。实验前将换能器与微机生物信号采集处理系统连接,调试并定标,处于工作状态。

2.麻醉、固定和备皮　参照前述气管插管部分。

3.切开皮肤　参照前述气管插管部分。

1-28 视频:家兔颈动脉插管

4.颈动脉分离　颈总动脉位于气管外侧,其腹面被胸骨舌骨肌和胸骨甲状肌所覆盖。在这两条肌肉组织的汇集点上插入玻璃分针或弯止血钳,以上下分离的方式分离左、右胸骨舌骨肌和胸骨甲状肌,用左手拇指和食指捏住颈部皮肤和肌肉,其余三指从皮肤外向上顶起外翻,可清晰地看见颈总动脉及在其内侧与之伴行的三根神经。右手持玻璃分针,轻轻分离颈总动脉与神经之间的结缔组织,分离出长 3～4cm 的颈总动脉,在其下穿两根线备用。动脉插管前应尽可能将动脉分离得长些,一般狗 4～5cm,兔 3～4cm,豚鼠和大鼠 2～3cm。

5.颈动脉插管　在分离出来的动脉远心端用线结扎,在动脉的近心端,用动脉夹夹住,以阻断动脉血流。两者之间的另一线打一活结。在紧靠结扎处的稍下方,用眼科剪向心方向与动脉呈 45°角在动脉上做一"V"形切口,切口约为管径的1/2,用弯头眼科镊夹提切口边缘,将动脉套管由切口向心脏方向插入动脉 2～3cm (图 1-3-3-3)。用备用线将套管固定于动脉血管内,并将余线结扎于套管的侧管上以防滑出。然后将套管放置稳妥,可用胶布适当固定,以免扭转。去掉动脉夹,打开三通阀,观察动脉血压波形。

(五)颈部神经分离

1.麻醉、固定和备皮　参照前述气管插管部分。

2.切开皮肤　参照前述气管插管部分。

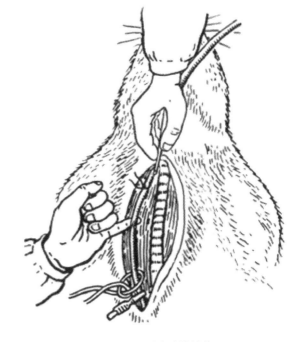

图 1-3-3-3　颈总动脉插管

3.神经分离

(1)颈部主动脉神经(减压神经)、迷走神经和交感神经的分离方法:在腹面胸骨舌骨肌和胸骨甲状肌的汇集点上插入玻璃分针或弯头止血钳,以上下的方式分离肌肉组织若干次后,分离左、右胸骨舌骨肌和胸骨甲状肌,用左手拇指和食指捏住颈部皮肤和肌肉,其余三指从皮肤外向上顶起外翻,可清晰地看见颈总动脉及在其内侧与之伴行的三根神经,最粗白色者为迷走

1-29 视频：
家兔颈部神
经分离

神经,较细呈灰白色者为颈部交感神经干,最细者为主动脉神经(减压神经),位于迷走神经和交感神经之间,但位置常有变异。根据三根神经的特点,用玻璃分针按先后次序(一般从细到粗)将主动脉神经、交感神经和迷走神经逐一分离1~2cm,各穿两根线备用。神经分离完毕,及时用生理盐水湿润,并覆盖伤口。

(2)颈部膈神经的分离方法:用止血钳在颈外静脉和胸锁乳突肌之间向深处分离,分离到气管边缘处,可见到较粗的臂丛神经从外方左行,在臂丛的内侧有一条较细的神经——膈神经,该神经大约在颈下1/5处横跨臂丛并与臂丛交叉,向内后侧行走,用玻璃分针小心地将膈神经分离出1~2cm,在神经下穿一线,打活结备用。

三、家兔腹部手术

腹腔脏器众多,结构复杂,实验涉及神经系统、循环系统、消化系统、泌尿系统、内分泌系统、免疫系统等。本书仅介绍尿液引流手术。

(一)术前准备

1. 理论准备

(1)腹腔脏器

①肝:肝位于腹腔前部,附着于膈肌的后方,前表面突出,与胸腔内的凹陷相适应。

②胆囊:胆囊位于肝的方形叶与右中叶之间的沟裂处,是一个绿色梨状的囊袋,胆汁经胆总管排入十二指肠,胆总管开口于十二指肠球部(幽门下1cm)。

③胃:胃呈囊袋状,横卧于腹部的前方、肝的下方。

④肠:成年兔肠管长约5m,十二指肠长约50cm,空肠长200~230cm,回肠长约35cm,盲肠长50~60cm,结肠长约25cm,直肠长65~70cm。

⑤胰:兔胰腺大部分呈单独的小叶状,浅粉黄色,与脂肪相似。基本上可聚集成两叶,右叶沿着十二指肠襻内的肠系膜分布,从右叶的中间部分向前分出另一小部分分布至胃小弯和十二指肠的起始端,而且继续在左侧顺胃小弯至与胃相连的脾的前段,即为左叶。胰导管是一条薄壁的小导管,在十二指肠襻的后部,从胰腺右叶发出并立即开口于十二指肠的后段1/3处(相距胃约40cm)。

⑥脾:兔的脾长约5.2cm,宽约1.5cm。脾悬挂在大网膜上,紧贴于胃大弯的左侧部,其长轴与胃大弯的方向一致,而曲度与胃大弯相适应。

⑦肾:兔肾呈豆形,深红褐色,位于腹腔的背壁,分布在腰椎两侧并由脂肪组织包埋。右肾处于末肋和第1、2腰椎横突的腹面,前端伸至肝的尾叶处。左肾的位置靠后外侧,位于第2、3、4腰椎横突的腹面。

⑧膀胱:膀胱是一梨形肌质囊,位于腹腔后部。输尿管从肾发出,斜行至膀胱,开口于膀胱基部背侧。

(2)施行全身静脉麻醉,手术方案、应急措施和手术材料清单见下述。

2. 材料准备

(1)动物准备:健康家兔1只,雌雄不拘,体重2.5kg。

(2)器械准备:手术刀片和柄1套,手术剪1把,眼科手术剪1把,粗剪刀1把,直、弯、蚊式止血钳各2把,圆头镊1把,弯头眼科镊1把,持针器1把,小圆针1把,开创器1把,量筒1个,1ml、5ml、20ml注射器各1支,6、7号针头各3枚,兔头夹1个,玻璃分针2支,胆管插管、胰管插管、膀胱插管各 1 支。

（3）药品准备：20％氨基甲酸乙酯（乌拉坦）溶液、生理盐水、肝素（或 5％枸橼酸钠）、肝素生理盐水（125U/ml）、液体石蜡。

（4）其他准备：实验动物手术台、手术灯、医用纱布、3-0 手术线、棉球、绑带、棉线。

（5）仪器准备：微机生物信号采集处理系统 1 套，人工呼吸机 1 台备用。

（二）腹部手术

1. 麻醉、固定和备皮　用 20％氨基甲酸乙酯溶液以 4ml/kg 剂量行耳缘静脉麻醉，动物仰卧固定。左手绷紧腹部皮肤，用粗剪刀紧贴皮肤，剪去腹部被毛。

2. 膀胱插管

（1）打开腹腔：在耻骨联合上缘处向上切开皮肤 4～5cm，用止血钳分离皮肤与腹壁，用手术剪或手术刀沿腹白线切一 0.5cm 小口，用止血钳夹住切口边缘并提起。然后向上、向下切开腹壁层组织 4～5cm。

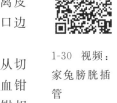

1-30 视频：家兔膀胱插管

（2）膀胱插管：双手轻轻地按压切口两侧的腹壁，如膀胱充盈，膀胱会从切口处滑出。如未见膀胱滑出，则用止血钳牵拉两侧切口，寻找膀胱，用止血钳提起膀胱移至腹外，膀胱上翻，在膀胱颈部穿线，结扎尿道。用两把止血钳相距约 0.5cm 对称地夹住膀胱顶，用手术剪在膀胱顶部剪一纵行小口，将膀胱插管（事先充满生理盐水）插入（图 1-3-3-4），用一棉线将膀胱壁结扎在插管的颈部。完成上述操作后，将膀胱插管平放在耻骨处，引流管自然下垂，管口低于膀胱水平。

手术完毕后，用温热（38℃左右）生理盐水纱布覆盖腹部切口。如果需要长时间收集尿样本，那么应关闭腹腔。

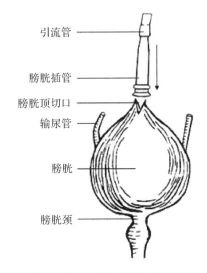

引流管

膀胱插管

膀胱顶切口

输尿管

膀胱

膀胱颈

图 1-3-3-4　膀胱插管示意

四、手术注意事项

家兔的颈部和腹部手术是机能实验中非常重要的基础性实验技术，许多实验都需要这两项技术的支持，如血液凝固及其影响因素、心血管活动的神经体液调节、减压神经放电、呼吸运动调节等。家兔手术操作相对复杂，学生独立完成困难重重，经过总结，造成实验失败的原因主要有以下几个方面：①麻醉过深致家兔死亡或静脉穿刺不当不能将家兔麻醉。②无从下手或弄得手术区域血肉模糊，使实验无法进行下去。③找不到颈总动（静）脉。④无法成功进行插管或成功插入后脱出，无法再次插入。

因此在实验中，有以下几方面需特别注意：

1. 手术总原则　思路清晰，有条不紊，胆大心细，小心翼翼。

2. 手术前准备

（1）充分了解和熟悉家兔的颈部或腹部解剖结构。

（2）家兔的麻醉注意事项：①安装注射器时，针头斜面和注射器刻度面在同一个方向上，方便观察注射剂量。②进针前要使耳缘静脉充分充盈（拔去注射处兔毛以暴露静脉，用大拇指和食指捏住或用夹子夹住耳根部使静脉充盈，也可用手指轻弹血管使其充盈）。③进针时，从血管远心端开始,将针头小心推进 1/2 长度,正常情况应无明显阻力且能感觉到针头在一狭小管道中行进,有时有回血。④注射应缓慢。如感觉阻力明显(可能刺穿血管),要重新进针。⑤不断检查家兔浅反射和深反射情况,防止麻醉致死。

3.手术中注意事项

(1)家兔颈部手术通常按照以下几步进行:①暴露气管。②寻找白色、较粗的神经(迷走神经)。③游离颈总动脉。

在操作时尤其要注意:①手术过程应尽量减少出血。②应将家兔对称固定,以便确定正中线,同时可避开皮下两条大的静脉。③应注意胸骨上缘后的大血管,以用手术刀为宜,剪刀伤及此血管概率较大。④气管是寻找颈总动脉第一参照物;白色的神经是寻找颈总动脉的第二参照物。⑤动脉插管前应用动脉夹夹闭颈总动脉。⑥实验结束时,应用缚线结扎颈总动脉,然后拔出插管。⑦动脉插管用完后应及时冲洗,防止血凝块阻塞插管。

(2)家兔腹部手术注意事项:输尿管分离、插管操作应轻柔,不能过度牵拉输尿管,防止输尿管挛缩导致尿液排出受阻。当输尿管严重痉挛时,可在局部滴数滴 2% 普鲁卡因。导管内事先充满生理盐水,不能有气泡,不能扭曲,以免导尿不畅。

任务四　实验后动物的处理

动物实验中应遵循人道主义精神,爱护生命,在实验中应尽可能地减少动物的痛苦,实验结束,也应让动物无痛苦地死亡或尽量减少死亡的痛苦。

一、蟾蜍的处死方法

蟾蜍的处死方法一般是将其头部剪去。

二、小鼠的处死方法

(一)脊椎脱臼法

左手拇指与食指用力向下按住鼠颈,同时右手抓住鼠尾用力后拉,将脊髓与脑髓拉断,小鼠立即死亡。

(二)断头法

在鼠颈部用剪刀将鼠头剪掉,鼠因断头和大出血而死。

(三)打击法

用手抓住鼠尾并提起,将其头部猛击桌角,或用小木锤用力敲击鼠头,使其死亡。

三、豚鼠的处死方法

(一)脊椎脱臼法

一手抓住豚鼠的头部,另一手抓住豚鼠颈背部,两手同时用力向反方面拉扯,将脊髓与脑髓拉断,豚鼠立即死亡。

(二)摔打法

右手抓住豚鼠的背腰部,倒提豚鼠,用力将豚鼠的头部在墙壁或坚硬的物体上摔打,豚鼠很快便昏迷死亡。

(三)急性大失血法

用粗针头一次采取大量心脏血液,可使豚鼠死亡。

四、兔的处死方法

(一)空气栓塞法

可由家兔耳缘静脉注入约 10ml 空气使之发生空气栓塞而死。

(二)急性放血法

自动脉(颈动脉或股动脉)快速放血,使动物大失血而迅速死亡。

(三)药物法

自家兔静脉注入 5~10ml 10% KCl 溶液,可使其心脏停搏而死亡。

附录二:动物实验安全要求

　　1.选用的实验动物必须来自具备实验动物生产许可证书的正规单位,动物质量必须符合国家标准。

　　2.实验操作中必须按照操作规程抓持、固定动物,并给使用者提供一定的防护措施。

　　3.保证动物组织、粪便、尸体等废弃物不污染室内外环境。

　　4.发生动物咬伤时,应立即挤出伤口处污血并进行消毒处理,随后尽快至疾控中心或医院注射疫苗。

　　5.动物尸体须专门放置于指定地点统一处理。

　　6.实验结束后,应用消毒液擦拭实验动物操作区域。

附录三:实验动物咬伤处理流程

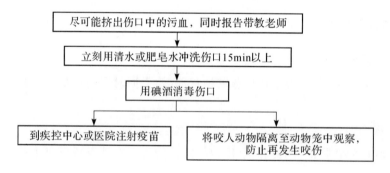

（孟香红、张玲）

第二篇
基础实验

项目一 血液系统实验

任务一 红细胞渗透脆性试验

【目的】 观察不同浓度 NaCl 溶液对红细胞的影响,理解血浆渗透压的相对稳定对于红细胞的正常形态和功能的重要性。

【原理】 临床上将渗透压与血浆渗透压相等的溶液称为等渗溶液,如 0.9% NaCl 溶液、5% 葡萄糖溶液。高于或低于血浆渗透压的溶液分别称为高渗溶液或低渗溶液。在 0.9% NaCl 溶液中,红细胞可维持其正常的形态和大小;在高渗溶液中,红细胞将失水而皱缩;而在低渗溶液中,红细胞将胀大甚至破裂而发生溶血。红细胞在低渗溶液中发生膨胀甚至破裂溶血的特性,称为渗透脆性。正常红细胞膜对低渗溶液有一定的抵抗力,抵抗力小的红细胞渗透脆性大,红细胞容易破裂。若将正常人的红细胞置于渗透压递减的一系列低渗溶液中,红细胞一般在 0.45% NaCl 溶液中开始溶血(最大脆性),在 0.35% NaCl 溶液中将完全溶血(最小脆性)。

【实验对象和器材】 家兔抗凝血,试管架,小试管 10 支,2ml 移液管 2 支,滴管,洗耳球,记号笔,1% NaCl 溶液,蒸馏水。

【方法】

1. 制备不同浓度的低渗盐溶液 取 10 支干燥洁净的小试管,依次编号,置于试管架上,根据表 2-1-1-1,分别向试管内加入 1% NaCl 溶液和蒸馏水,混匀,配制成 0.90%~0.25% 的 10 种不同浓度的 NaCl 溶液。

表 2-1-1-1 NaCl 溶液的配制及浓度

试剂	试管号									
	1	2	3	4	5	6	7	8	9	10
1% NaCl 溶液体积(ml)	1.80	1.30	1.20	1.10	1.00	0.90	0.80	0.70	0.60	0.50
蒸馏水体积(ml)	0.20	0.70	0.80	0.9	1.00	1.10	1.20	1.30	1.40	1.50
NaCl 浓度(%)	0.90	0.65	0.60	0.55	0.50	0.45	0.40	0.35	0.30	0.25

2. 采血与加血 用滴管依次向 10 支试管内各加 1 滴家兔全血样品,轻轻颠倒混匀(切勿用力振荡),室温下静置半小时后,根据试管内液体情况判断结果。

3. 观察项目 观察试管内上层液体的颜色及试管底沉积物的量,判断红细胞是否被破坏及破坏的程度。具体结果有以下三种情况:

(1)试管内有分层现象,上层无色透明,试管底沉积物多,说明红细胞没有破裂。

(2)试管内有分层现象,上层呈透明红色,试管底沉积物减少,说明部分红细胞破裂,即不完全溶血。

2-1 图片:
红细胞渗透
脆性实验结
果

（3）试管内液体变成透明红色,管底无沉积物,说明红细胞全部破裂,即完全溶血。

【结果记录】 观察各试管内红细胞状态,记录最大脆性和最小脆性时对应的溶液浓度。

【讨论】 论述红细胞对低渗盐溶液具有抵抗力的机制及其意义。

【注意事项】

1.小试管须清洁干燥。

2.不同浓度的 NaCl 溶液配制应准确。

3.在光线明亮处观察实验结果。

4.血液滴入试管后,应立即轻轻混匀,避免血液凝固和假象溶血。

【分析】

1.同一个体不同红细胞的渗透脆性为何不同?

2.输液时应选择输入等渗溶液、高渗溶液还是低渗溶液? 为什么?

任务二　影响血液凝固的因素

【目的】　观察血液凝固及所需时间,分析影响血液凝固的因素。

【原理】　血液由流动的液体状态变成不能流动的凝胶状态的过程称为血液凝固。血液凝固的过程受许多理化因素和生物因素的影响,改变这些因素,便能影响血液凝固。

【实验对象和器材】　小试管5支,滴管,抗凝血浆,血清,肌肉组织浸出液,0.9% NaCl溶液,3% CaCl$_2$溶液,3.8%柠檬酸钠溶液,肝素。

【方法】

1.制备抗凝血浆　从家兔颈总动脉或股动脉抽取20ml血液,置于装有适量3.8%柠檬酸钠溶液的烧杯内,轻轻混匀。再置于离心机中以3000r/min的速度离心15min,抽取淡黄色上清液,即抗凝血浆。

2.制备血清　从家兔颈总动脉或股动脉放血,将血液静置于烧杯中,待血液凝固后抽取所析出的上清液,即为血清。

3.不同实验条件对血液凝固的影响　取小试管5支并编号,1至4号试管分别加入抗凝血浆8滴,5号试管加入血清8滴。按表2-1-2-1的实验条件进行操作。

表 2-1-2-1　不同实验条件对血液凝固的影响

试管编号	实验条件							凝固时间(s)
	抗凝血浆	血清	3% NaCl	0.9% NaCl	组织浸出液	肝素	3% CaCl$_2$	
1	8滴		2滴	2滴				
2	8滴			2滴			2滴	
3	8滴				2滴		2滴	
4	8滴					2滴	2滴	
5		8滴			2滴		2滴	

4.观察项目　每隔30s慢慢倾斜试管,观察5支试管内的凝固情况。

【结果记录】　记录各试管内是否发生凝固以及凝固所需的时间。

【讨论】　分析各支试管内发生或不发生凝固的原因。

【注意事项】

1.试管的口径大小应尽量一致。

2.每支试管滴加试剂的量应一致。

3.勿频繁摇动试管,及时判断试管内是否发生血液凝固。

4.准确记录凝固时间。

【分析】　列举临床常用的抗凝和促凝方法,并分析其原理。

2-2 视频:
凝固与不凝
固状态试管

任务三　ABO 血型鉴定

【目的】　学会 ABO 血型的鉴定方法,加深理解临床上进行交叉配血的意义。

【原理】　血型指的是血细胞膜表面特异抗原(或称凝集原)的类型。ABO 血型系统的分型是以红细胞膜所含的抗原类型为依据的:红细胞膜上只含 A 抗原的为 A 型,其血清中含抗 B 抗体(或称凝集素);红细胞膜上只含 B 抗原的为 B 型,其血清中含有抗 A 抗体;红细胞膜上含 A、B 两种抗原的为 AB 型,其血清中不含抗体;红细胞膜上既不含 A 抗原、也不含 B 抗原的为 O 型,其血清中含抗 A、抗 B 两种抗体。ABO 血型鉴定原理是抗原抗体是否发生凝集反应,鉴定方法是用已知的抗 A 抗体、抗 B 抗体与待测的血液混合,根据凝集反应的结果来判断待测人红细胞膜表面所含的抗原种类,从而确定其血型。

【实验对象和器材】　人;抗 A 试剂(含抗 A 抗体),抗 B 试剂(含抗 B 抗体);一次性采血针,消毒牙签,酒精棉球,消毒干棉球,双凹玻片,显微镜。

【方法】

1.取双凹玻片一块,在两侧凹面中分别滴加一滴抗 A 试剂、抗 B 试剂。

2.用 75% 酒精棉球消毒左手无名指指端,用一次性采血针刺破皮肤,挤出半滴血。用消毒牙签一端采血,与玻片上的抗 A 试剂混匀;再用牙签的另一端(或更换牙签)采血,与玻片上的抗 B 试剂混匀。

3.用消毒干棉球压迫指尖部位进行止血。

4.肉眼观察是否有凝集现象(必要时可借助显微镜观察)。根据凝集现象,判断被测试人的血型(图 2-1-3-1)。

【结果记录】　描述两种抗体中红细胞的状态,判断被测试人的血型。

【讨论】　论述鉴定 ABO 血型的原理。

【注意事项】

1.用牙签将血液与试剂混匀时,谨防两种试剂接触。

2.肉眼无法判断是否发生凝集现象时,应在显微镜下观察。

3.注意区分红细胞凝集与红细胞叠连。轻轻晃动玻片,若红细胞散开则是叠连现象;若红细胞不能散开并出现颗粒沉淀物,表明是凝集现象。

【分析】　献血者与受血者均为 A 型血,在输血前是否需要进行交叉配血试验?为什么?

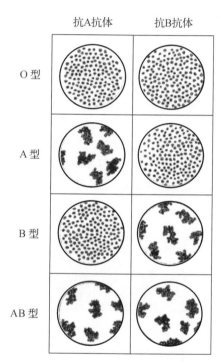

图 2-1-3-1　ABO 血型鉴定结果判断

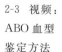

2-3 视频:　　　2-4 图片:
ABO 血型　　　ABO 血型
鉴定方法　　　鉴定结果

任务四　血糖的快速测定

【目的】　学会血糖的快速测定方法,能判断被测者血糖是否正常。

【原理】　血液中的葡葡糖与检测试纸中的葡萄糖脱氢酶反应产生的电流,可通过血糖仪检测并记录下来。

【实验对象和器材】　人;血糖仪,血糖试纸,采血针,酒精棉球,消毒干棉球。

【方法】

1.血糖仪准备　取血糖试纸一条,插入血糖仪插槽,待血糖仪自动开启。当血糖仪上出现血滴标记(💧)闪烁时,可采血检测。

2.采血检测　消毒指尖,用采血针刺破皮肤,挤血 1 滴,用试纸的黄色检测窗口接触血滴,直到黄色检测窗口完全充满血样,此时可听到"嘀"提示音。等待数秒,读取结果。

3.记录被测试者的血糖浓度,判断血糖是否正常。

4.用消毒干棉球压迫采血部位进行止血。

【讨论】　论述血糖测定的临床意义。

【注意事项】

1.从试纸筒取出血糖试纸后,应立即盖紧。取出的试纸应在 3min 内使用完毕。

2.将血糖试纸的采血口对准血样,待血糖仪发出"嘀"的响声表明采血完成,必须一次性吸满。

3.血糖仪检测范围为 $0.6 \sim 33.3 \mathrm{mmol/L}$,如显示"LO",则提示血糖值过低,记录为 $<0.6 \mathrm{mmol/L}$,如显示"HI",则提示血糖值过高,记录为 $>33.3 \mathrm{mmol/L}$。

【分析】　机体如何维持血糖水平的相对恒定?

2-5　视频:
血糖的快速
测定

（龙香娥）

项目二　循环系统实验

任务一　人体心电图的描记

【目的】　初步学习人体心电图的描记方法,能辨认正常心电图的波形并了解其生理意义,加强对检测对象的关爱及其隐私保护。

【原理】　在正常人体内,由窦房结发出的兴奋,按一定途径,依次传向心房和心室,引起整个心脏的兴奋。因此,每一个心动周期中,心脏各部分兴奋过程中出现的电变化的顺序、方向和途径等都有一定的规律。这些电变化将通过心脏周围的导电组织和体液向各个方向传导,在体表可记录到这种规律的电变化。将测量电极置于人体表面的一定部位,通过心电图机记录到的心脏电变化曲线,即为临床上常规记录的心电图。心电图是心脏兴奋的产生、传导和恢复等过程中生物电变化的反映,对起搏点的分析、传导功能判断以及心律失常、房室肥大、心肌损伤等诊断具有重要价值。

【实验对象和器材】　人;心电图机,诊察床,生物信号采集处理系统,导电膏。

【方法】

1.用心电图机描记人体心电图

(1)将心电图机接好地线、导联线及电源线;接通电源,预热约 5min。

(2)检测对象安静平卧于诊察床上,全身放松。

2-6 彩图:
胸导联连接

(3)在前臂屈侧腕关节上方及内踝上方安放肢体导联电极,连接方法是:红色—右手,黄色—左手,绿色—左足,黑色—右足(接地)。在如图 2-2-1-1 所示部位安放胸导联电极:V_1 吸附于胸骨右缘第四肋间,V_2 吸附于胸骨左缘第四肋间,V_3 吸附于 V_2 与 V_4 连线中间,V_4 吸附于左锁骨中线第五肋间,V_5 吸附于左腋前线第五肋间。为了保证导电良好,在放置引导电极的部位用酒精清洁,并涂少许导电膏。

(4)用导联选择开关分别选择标准肢体导联Ⅰ、Ⅱ、Ⅲ,加压单极肢体导联 aVR、aVL、aVF,胸导联 V_1、V_3、V_5 等九个导联进行描记。走纸速度为 25mm/s。

2.用生物信号采集处理系统描记人体心电图

(1)接好生物信号采集处理系统的电源线、地线和导联线,接通电源。

(2)检测对象静卧于诊察床上,全身放松。在手腕、足踝和胸前安放好引导电极,连接方法如前述。

(3)启动生物信号采集处理系统,点击"实验"菜单,选择"循环"菜单中的"人体心电图",进入该实验信号记录状态(图 2-2-1-2)。手动设置仪器参数:1～3 通道时间常数 0.2～1s,滤波频率 100Hz,灵敏度 1mV,采样频率 1kHz,扫描速度 250ms/div。在"示波"菜单中激活"导联"菜单项,分别点击各通道的导联按钮,将 1～3 通道分别设置为Ⅰ、Ⅱ、Ⅲ导联。

(4)启动记录按钮,记录Ⅰ、Ⅱ、Ⅲ导联心电图。点击"暂停",将 1～3 通道分别设置为

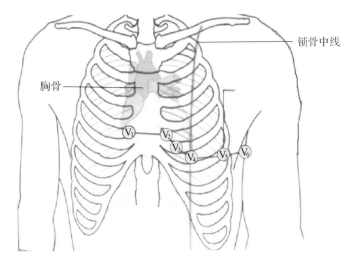

图 2-2-1-1　心前导联的电极安置部位

aVR、aVL、aVF 导联,启动记录按钮,记录 aVR、aVL、aVF 导联心电图。按上述方法,记录 V₁、V₃、V₅ 导联的心电图。

2-7　视频:
人体心电图
的描记

3.观察项目

(1)波幅和时间的测量:纵坐标表示电压,每小格代表 0.1mV,横坐标表示时间,每小格代表 0.04s(每小格实为 1mm)。在测量波幅时,凡向上的波形,其波幅自基线的上缘测量至波峰的顶点;凡向下的波形,其波幅应从基线的下缘测量至波峰的底点。

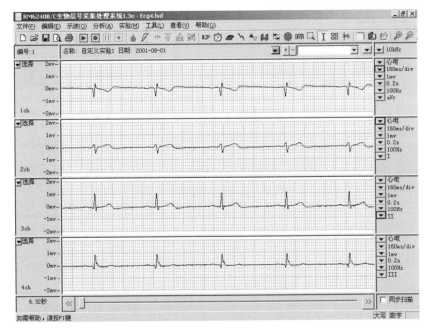

图 2-2-1-2　心电图记录实验界面

(2)波形的辨认和分析:在心电图上辨认 P 波、QRS 波群和 T 波,根据波的起点确定 P-R 间期和 Q-T 间期。测定 II 导联中 P 波、QRS 波群、T 波的时间和电压,测量 P-R 间期和 Q-T

间期的时间(图 2-2-1-3)。

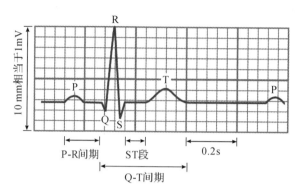

图 2-2-1-3　心电图各波测量

(3)心率的测定:测定相邻两个心动周期的 R-R 或 P-P 间隔时间,按下列公式进行计算,求出心率:

$$心率(次/min)=\frac{60}{\text{P-P 或 R-R 间隔时间}(s)}$$

如心动周期的时间间距显著不等,可测量 5 个心动周期的 R-R 或 P-P 间隔时间,取平均值。

(4)心律的分析:窦性心律的心电图表现为:P 波在 Ⅱ 导联中直立,aVR 导联中倒置;P-R 间期在正常范围(0.12～0.20s)。如果心电图中的最大 P-P 间隔和最小 P-P 间隔时间相差在 0.12s 以上,称为窦性心律不齐。要求判断:①是否为窦性心律? ②心律是否规则整齐? ③有无期前收缩?

【结果记录】　描述心电图各波的特点,测量相邻两个心动周期的 P 波间距,计算心率,测量最小、最大的 P 波间距,判断心律是否正常。

【讨论】　论述心电图各波的形成机制。

【注意事项】

1.描记心电图时,检测对象宜静卧或坐,全身肌肉尽量放松。

2.室内温度应以 22℃ 为宜,避免低温引起肌紧张,产生肌电干扰。

3.电极和皮肤应紧密接触,防止干扰和基线漂移。

4.以胸导联方式记录心电图时,注意检测对象的保暖和隐私保护。

【分析】　心电图与心肌细胞跨膜电位的关系如何?

任务二　心音听诊

【目的】　学习心音听诊和心音图记录的方法,了解正常心音的特点,能辨别第一心音和第二心音。

【原理】　心音是由心肌收缩、瓣膜启闭、血液撞击心血管壁等因素引起的振动所产生的。用听诊器在胸壁上听诊,在每一心动周期中可听到第一心音和第二心音,在某些健康儿童和青少年可听到第三心音,在某些病理情况下还可听到第四心音。第一心音由房室瓣关闭和心室肌收缩振动所产生,音调较低、历时较长、声音较响,是心肌收缩的标志,其响度和性质变化可反映心室肌收缩强弱和房室瓣的功能状态。第二心音由半月瓣关闭产生的振动所致,音调较高、历时较短、声音较脆,是心室舒张的标志。

利用换能器将心音转换成电信号并用记录仪记录得到的图形,称为心音图。在心音图中,第一心音和第二心音的波形特点如下:

1. 第一心音　频率为 40~60Hz,时程约 0.1~0.12s,全程可分为起始部、中心部和终末部三部分(图 2-2-2-1)。①起始部:为1~2次低频低幅的振动波,主要产生于心室等容收缩期,为血液在心室中加速向房室瓣冲击引起的振动所产生。②中心部:为 4~5 次高频高幅的振动波,由心室收缩时心肌的振动和房室瓣的关闭以及半月瓣的开放等因素形成,为第一心音的主要组成部分。③终末部:一般为1~2次低频低幅的振动波,为心室收缩快速射血导致大血管振动所产生。

2. 第二心音　主要为半月瓣的关闭和房室瓣的开放所造成,时程约 0.07~0.08s,也可分起始部、中心部和终末部三部分(图 2-2-2-1)。①起始部:一般为 1~2 次低频低幅波,由心室等容舒张时心室壁弛张引起的振动所致。②中心部:反映半月瓣的关闭和心室壁以及血管的振动,一般出现 2~3 次波,是第二心音的主要成分。前半部振幅较高,由

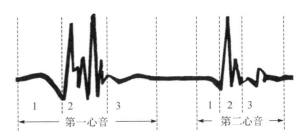

1、2、3分别表示起始部、中心部、终末部。

图 2-2-2-1　心音图的成分

主动脉瓣及肺动脉瓣振动所形成;后半部振幅略低,由血管振动所形成。③终末部:为 1~3 次低频低幅波,反映房室瓣的开放情况。

【实验对象和器材】　人;酒精,听诊器,心音换能器,心电图导联线,生物信号采集处理系统。

【方法】

1. 心音听诊

(1)检测对象安静端坐,解开上衣。

(2)检查者坐于检测对象对面,戴好听诊器。听诊器的耳件方向应与外耳道方向一致,以右手拇指、食指和中指轻持听诊器胸件。

(3)参照图 2-2-2-2 确定各听诊部位,听诊顺序为:二尖瓣听诊区→主动脉瓣听诊区→肺动脉瓣听诊区→三尖瓣听诊区。

二尖瓣听诊区:左第五肋间锁骨中线稍内侧(心尖部);三尖瓣听诊区:胸骨右缘第四肋间

2-8 视频：
心音听诊
方法

2-9 音频：
正常心音

或剑突下；主动脉瓣听诊区：胸骨右缘第二肋间；主动脉瓣第二听诊区：胸骨左缘第三肋间；肺动脉瓣听诊区：胸骨左缘第二肋间。

（4）每一心动周期中可听到两个心音，注意心音的响度和音调、持续时间、时间间隔等，仔细区分第一心音和第二心音。初学者较难根据心音自身特点辨别两个心音，可先区分心音间隔（第一心音至第二心音的间隔、第二心音至下一个第一心音的间隔），长间隔后的是第一心音。也可在听诊时用手指触摸心尖搏动或颈动脉搏动，与心尖搏动或颈动脉搏动同步的为第一心音。

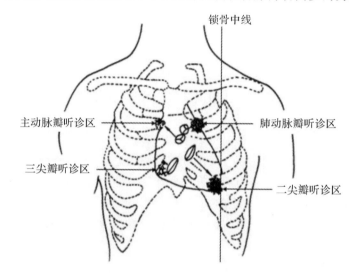

图 2-2-2-2　心音听诊部位

2.用生物信号采集处理系统记录心音图

（1）将心音换能器插入生物信号采集处理系统的 1 通道，有源音箱或耳机插头插入监听插座。为显示心音与心电的时间关系，同时记录心电图。心电图导联线插头插入 ECG 插座。

（2）启动生物信号采集处理系统，1 通道选择心音记录模式，时间常数 0.02s，灵敏度 1mV，滤波频率 100Hz，数字滤波为高通 40Hz；2 通道选择心电记录模式，在"示波"菜单中激活"导联"菜单项，选择 2 通道，并设置为 Ⅱ 导联，时间常数 1s，灵敏度 1~2mV，滤波频率 100Hz，采样频率 4kHz，扫描速度 500ms（图 2-2-2-3）。

（3）检测对象静卧于诊察床上，全身放松。在手腕、足踝安放 ECG 引导电极，心音换能器安放于二尖瓣听诊区（左锁骨中线第五肋间内侧）。

（4）点击记录按钮，同步记录心音图和心电图。

3.观察项目

（1）仔细听取心音或记录一段心音图，辨别第一心音、第二心音。

（2）比较各瓣膜听诊区两心音的声音强弱。

（3）判断心音的节律是否整齐。

（4）计算心率：在二尖瓣听诊区听取心音，看表数心率；若节律整齐，可只数 15s 的心跳次数，乘 4 即为心率。在心音图中则以 60s 除以心动周期来计算。

（5）测量 ECG 的 Q 波起点至第一心音起点的平均时间差。

【结果记录】　描记心音图，计算心率及 Q 波起点至第一心音起点的平均时间差。

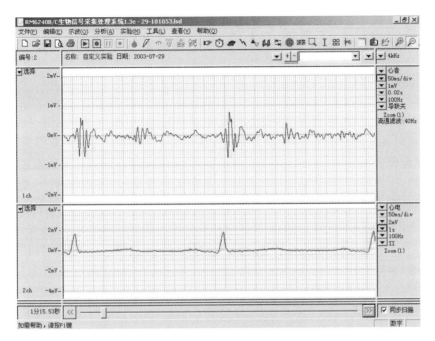

图 2-2-2-3　记录心音图实验界面

【讨论】　论述心音形成的机制,Q 波起点至第一心音起点的平均时间差的意义。

【注意事项】

1.室内必须保持安静,以利于听诊。

2.听诊器的管道系统应保持通畅,各部分间连接紧密。管道切勿与其他物体摩擦,以免发生摩擦音而影响听诊。

3.如呼吸音影响心音听诊,可令检测对象暂停呼吸片刻。

4.轻轻按压心音换能器于听诊区,不要滑动,以减小噪声。音箱应远离心音换能器,音量适当,以避免"啸叫"。

【分析】　从心音图上能否粗略得到心脏的收缩和舒张时间?

任务三　人体动脉血压的测定

【目的】　学习间接测定人体动脉血压的方法,了解袖带法测定动脉血压的原理,能较准确地测定人体肱动脉的收缩压与舒张压。

【原理】　测定人体动脉血压最常用的方法是袖带法,测量部位一般为肱动脉。血液在血管内顺畅流动时通常没有声音,但当血管受压变狭窄时,血液可发生湍流而引起血管壁振动,形成所谓的"血管音"。当将气充入缚于上臂的袖带内,使袖带内压力超过收缩压时,血管受压封闭使血流阻断,此时听不到"血管音",也触不到桡动脉脉搏。然后缓慢放气,逐步降低袖带内的压力,当袖带内压力等于或略低于收缩压而高于舒张压时,血液可断续地流过受压血管,形成湍流而发出"血管音",此时用听诊器即可在被压的肱动脉远端听到声音,也可触到桡动脉脉搏。因此,当听到第一声"血管音"时的袖带内压力相当于收缩压。继续放气,当袖带内压力等于舒张压时,血管内血流由断续变成连续,声音突然由强变弱,甚至消失,此时袖带内压力即为舒张压。

【实验对象和器材】　人;水银血压计,听诊器,手表,心音换能器,压力换能器,生物信号采集处理系统。

【方法】

1. 水银血压计测定动脉血压

2-10 视频:
用水银血压
计测定人体
动脉血压

(1)水银血压计由袖带、橡皮球和测压计三部分组成(图 2-2-3-1),使用前应驱净袖带内的空气,打开水银柱底部的开关。

(2)测压前,检测对象静坐 5min,脱去一侧衣袖。

(3)检测对象取端坐位,前臂平放于桌面上,手掌向上,使上臂中段与心脏处于同一水平。此时,血压计零刻度也应处于这一水平。

(4)将袖带缠绕在肘窝上方 2cm 处,充分暴露肱动脉听诊部位,松紧度应合适,以能插入两指为宜。

(5)戴上听诊器,使耳件的弯曲方向与外耳道一致。于肘窝内侧触到肱动脉脉搏,将听诊器胸件置于搏动最明显处。

(6)一手轻压听诊器胸件,一手捏橡皮球向袖带内充气,使水银柱上升到听不到"血管音"后,继续充气使水银柱再上升 20～30mmHg,一般可达 180mmHg。随即旋开气球螺帽,缓慢放气,逐渐降低袖带内压力,在水银柱缓慢下降的同时仔细听诊。当突然出现"崩崩"样的第一声"血管音"时,读出血压计上所示水银柱刻度,即为收缩压。继续缓慢放气,"血管音"先由低而高,然后由高突然变低,最后完全消失。声音由强突然变弱这一瞬间称为变调点,此时血压计上所示水银柱刻度即为舒张压。

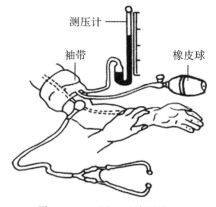

图 2-2-3-1　用血压计测量
动脉血压的方法

重复测量三次,取其平均数。重复测量时,每次之间应间隔数分钟。血压记录方式:收缩压/舒张压 mmHg(或 kPa)。两种单位的换算关系为:1kPa＝7.5mmHg。

2.用生物信号采集处理系统测定动脉血压

（1）按图 2-2-3-2 分别将心音换能器和压力换能器插入生物信号采集处理仪的 1 通道和 2 通道，压力换能器的测压口与袖带胶管相连，并将有源音箱或耳机插头插入监听插座。

2-11　视频：用生物信号采集处理系统测定动脉血压

（2）启动生物信号采集处理系统，1 通道选用心音记录模式，时间常数为交流低增益，灵敏度 20mV，滤波频率 100Hz，数字滤波为高通 200～300Hz；2 通道选择血压记录模式，时间常数为直流，灵敏度 90mmHg，滤波频率 OFF，采样频率 800Hz，扫描速度 1s（图 2-2-3-3）。

（3）检测对象取端坐位，静坐 5min。

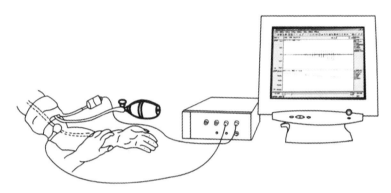

图 2-2-3-2　生物信号采集处理系统测量人体动脉血压方法

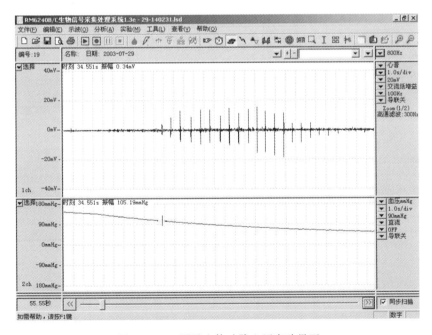

图 2-2-3-3　测量人体动脉血压实验界面

（4）缠绕袖带，方法同血压计测压法。

（5）于肘窝处靠近内侧触及动脉脉搏，将心音换能器放于搏动最明显处。

（6）启动记录按钮。此时，1 通道由于无声音信号传入，曲线处基线水平；2 通道所示为袖带内压强,此时也为零。

(7)紧握橡皮球向袖带内充气,使压强上升至 180mmHg,随即松开气球螺帽,缓慢放气,使袖带内压逐渐下降,当出现"崩崩"样声音的同时,1 通道将记录到首个"血管音",该"血管音"出现的同时 2 通道所示压强即为收缩压。

(8)继续缓慢放气,脉冲波和声音先由低而高,然后由高突然变低,最后完全消失。最后一个"血管音"出现时袖带内压强(对应 2 通道的压强)即为舒张压。

【结果记录】 记录检测对象的血压。

【讨论】 论述袖带法测定血压的原理,并分析可能影响测量结果的因素。

【注意事项】

1.室内必须保持安静,以利于准确听诊。

2.注意充气前打开水银柱底部的开关,使用完毕后应关上开关,以免水银溢出。

3.袖带缠绕不宜过松或过紧;袖带应距肘窝 2cm,充分暴露肱动脉听诊部位。勿将听诊器胸件塞入袖带内。

4.重复测定时,每次间隔 2~3min。袖带内的压力降到零位后方可再次打气。

5.若血压超出正常范围,应让检测对象休息 10min 后再测定。

6.心音换能器轻按于肱动脉上,不要滑动以减小噪声。音箱应远离心音换能器,音量适当,以避免发生"啸叫"。

7.应充分考虑检测对象的需要,注意保暖等方面措施。

【分析】 为何不能在短时间内反复多次测量血压?

（陈慧玲）

项目三　呼吸系统实验

任务一　肺通气功能的测定

【目的】　学习并掌握肺活量、用力肺活量和最大通气量的测定方法。

【原理】　肺通气功能主要通过肺容量和肺通气量等指标来评定,采用肺量计进行测定。受试者呼吸时气体的进出引起肺量计内气体量的变化,肺量计内气体量的变化值即受试者呼出或吸入的气体量。肺活量、用力肺活量和最大通气量是反映肺通气功能的重要指标。肺活量(VC)是指尽力吸气后,从肺内所能呼出的最大气量。用力肺活量(FVC)是指尽力吸气后再尽力尽快呼气所能呼出的气体量。正常时,用力肺活量略小于肺活量。为排除背景肺容量的影响,通常以计算第1秒末、第2秒末、第3秒末呼出气量占用力肺活量的百分数来表示。最大通气量是指尽力做深快呼吸时,每分钟吸入或呼出的最大气量。

【实验对象和器材】　人;电子肺量计,鼻夹,酒精棉球。

【方法】

1.肺量计的准备　打开肺量计电源开关,将吹嘴、吹管与传感器连接,选择相应的功能键进行检测。

2-12　视频:
肺通气功能
测定

2.指标测定

(1)肺活量的测定:被检测者取站立位,夹上鼻夹,尽力深吸气到最大限度,手持吹嘴呼气至不能呼出为止。记录肺活量(VC),连续测量3次(每次间隔15s),取最大一次数值作为肺活量值。

(2)用力肺活量的测定:被检测者取站立位,夹上鼻夹,尽力深吸气到最大限度,手持吹嘴以最快速度用力将气呼出。记录第一秒末呼出的气体量占用力肺活量的百分比,即1秒率(FEV_1/FVC),健康成人平均约为83%。

(3)最大通气量的测定:被检测者取站立位,夹上鼻夹,手持吹嘴尽力做最深最快的呼吸12s。记录每分钟最大通气量(MVV),健康成人可达70～150L/min。

【结果记录】　以表格形式记录被检测者的肺活量、用力肺活量及最大通气量。

【讨论】　论述各指标的检测意义。

【注意事项】

1.每一单项指标测试完成后,被检测者平静呼吸几次后再测试下一个指标。

2.若测试过程中因干扰而出现数字紊乱,则按下"清除"按钮,此时仪器进入初始状态,可以重新使用。

3.测定时应防止从鼻孔或口角漏气。

【分析】　1.如果肺活量和用力肺活量过低,请分析原因。

2.试述影响最大通气量的因素。

(章皓)

项目四　消化系统实验

任务一　胃肠运动的观察

【目的】　观察哺乳动物胃肠运动的形式及某些神经体液因素对胃肠运动的影响。

【原理】　消化道平滑肌具有兴奋性、传导性和收缩性等肌肉组织共有的特性,但其兴奋性较骨骼肌低,具有自动节律性和较大的伸展性,对机械牵张、温度变化和化学刺激较为敏感。消化道平滑肌接受交感神经和迷走神经的双重支配。当迷走神经活动增强时,节后纤维末梢释放乙酰胆碱,兴奋平滑肌细胞膜上的 M 受体,使消化道活动增强;当交感神经活动增强时,节后纤维末梢释放去甲肾上腺素,兴奋平滑肌细胞膜上的 β 受体,使消化道活动减弱。

【实验对象和器材】　家兔;组织剪、止血钳等哺乳类动物用手术器材,保护电极,刺激器;注射器,生理盐水,20％氨基甲酸乙酯溶液,1∶10000 肾上腺素溶液,1∶10000 乙酰胆碱溶液。

【方法】

1.家兔称重后,经耳缘静脉按 4ml/kg 剂量注射 20％氨基甲酸乙酯溶液。

2.待家兔被麻醉后,将其仰卧,固定四肢及兔头于兔台上。

3.进行颈部手术,分离一侧迷走神经,穿线备用。

2-13　视频:家兔正常肠蠕动

4.剪去腹正中线兔毛,切开腹壁,打开腹腔,露出胃、肠。可用止血钳夹住腹壁后向两侧拉开,使胃肠道充分暴露。

5.观察项目

(1)观察胃肠运动,注意各段肠管的蠕动和紧张度以及小肠的分节运动。

(2)电刺激迷走神经,观察各段肠管的活动变化。

(3)在胃、小肠上,局部滴加 1∶10000 肾上腺素 2～3 滴,观察其活动变化。

(4)在胃、小肠上,局部滴加 1∶10000 乙酰胆碱 2～3 滴,观察其活动变化。

【结果记录】　描述胃肠的运动形式以及电刺激、肾上腺素和乙酰胆碱所引起的变化。

【讨论】　论述各段胃肠运动的特点及意义,分析各种刺激引起的胃肠活动变化的机制。

【注意事项】

1.胃、肠暴露时间过长可导致腹腔温度下降而影响胃肠道活动,同时引起组织表面干燥,应随时用温热生理盐水湿润胃肠表面。

2.本项目可与其他实验项目联合进行,以减少实验动物的使用量。

【分析】　各段胃肠活动有何特点和意义?

（杜宏）

项目五 视觉和听觉实验

任务一 视力的测定

【目的】 学会使用视力表测定视力的方法,理解测定原理。

【原理】 视力是指眼能分辨两点间最小距离的能力,常用眼分辨最小视角的倒数来表示。计算公式为:

$$视力 = \frac{1}{5m\ 远处能看清物体的视角}$$

国际视力表即据此原理设计,其由 12 行组成,离视力表 5m 的距离观看该表第 10 行时,该行的"E"字,整个视标在视网膜上形成 5′视角,每一笔画的宽度和相邻笔画间隙的宽度均为 1′视角,如刚好能正确识别这一行的视标,就表示此眼的最小视角等于 1′视角,此时视力记为 1.0,为正常视力。如果采用标准对数视力表测定视力,计算公式为:视力 = 5−lg$a$,式中 a 为 5m 远处能看清物体的视角,能分辨 1′视角的视力为正常视力标准,记为 5.0,即国际视力表上记为 1.0 的正常视力(图 2-5-1-1)。

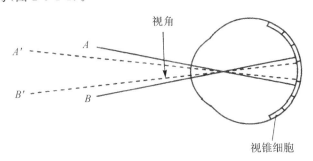

图 2-5-1-1 视力与视角示意图

【实验对象和器材】 人;标准对数视力表,指示棒,遮眼板,米尺。

【方法】

1.将视力表挂于光线充足的墙壁上,表上第 10 行视标"E"的高度与被检测者眼睛位于同一水平。

2.被检测者站在距视力表 5m 处,用遮眼板遮住左眼,右眼看视力表,检测者用指示棒从表的第 1 行开始,依次指点各视标,被检测者说出指示棒所指各视标的缺口方向。依次指向各行,直至被检测者不能分辨为止,此时即可从视力表上读出其视力值。

3.用相同的方法测定左眼视力。

4.如被检测者对最上一行符号(即视力值为 0.1)无法辨认,则令其向前移动,直至能辨认最上一行为止。测量被检测者与视力表的距离,按以下公式推算其视力:

$$被检测者视力 = \frac{0.1 \times 被检测者与视力表的距离(m)}{5m}$$

5.测定被检测者两眼裸眼视力后,如被检测者近视,再测定矫正视力。

【结果记录】 记录被检测者视力。

【讨论】 论述影响视力的因素,并分析影响视力检测准确性的因素。

【注意事项】

1.视力表须有充足的照明。

2.测视力需两眼分别进行,先右后左。

3.用遮眼板遮眼时,勿压迫眼球,以防影响测试。

4.检测者应注意与被检测者的互动,指示清晰,语言与语态亲切。

【分析】 被检测者若在距视力表 2.5m 处才能看清第一行的"E",被检测者视力是多少?如何推算?

任务二　视野的测定

【目的】　学会视野检查方法,能测定正常人视野的范围。

【原理】　视野是指单眼固定注视正前方一点时所能看到的空间范围。视野的测定有助于了解视网膜、视神经或视觉传导通路和视觉中枢的功能。正常人的视野范围受到眼眶周边器官结构与形态位置的影响,因而鼻侧与额侧较窄,颞侧与下侧较宽。此外,在亮度相同的条件下,用不同颜色的视标测得的视野大小不同,白色视野最大,黄、蓝色次之,红色再次之,绿色最小(图 2-5-2-1)。

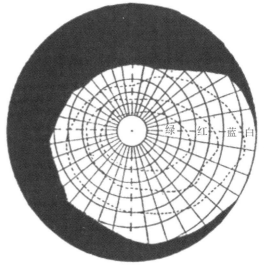

图 2-5-2-1　人的右眼视野图

【实验对象和器材】　人;视野计(附各色视标),视野坐标图纸,铅笔(白、蓝、红、绿色)。

【方法】

1. 视野计的构造　视野计的式样较多,常用的是弧形视野计,主体是一个固定在支柱上的半圆弧形金属架,可绕水平轴作 360°旋转,旋转的角度可从分度盘上读出。弧架外面有刻度,表示该点射向视网膜周边的光线与视轴的角度,视野的界限就是以此角度来表示的;在弧架内面中心点有一面小镜作为注视点,其对面的支架上有托颌架和眼眶托(图 2-5-2-2)。此外,视野计附有白、蓝、红、绿视标。

2. 测定视野

(1)视野计置于光线充足的桌台上。被检测者背对光线、面对视野计坐下,将下颌搁在托颌架上,右侧眼眶下缘靠在眼眶托上,调整托颌架高度,使眼与弧架的中心点位于同一水平面上。先将弧架摆水平位置,遮住左眼,右眼注视弧架的中心点,检测者首先选择白色视标沿弧架一端慢慢从周边向中央移动,随时询问被检测者是否

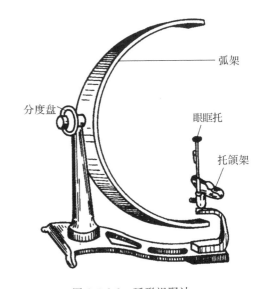

图 2-5-2-2　弧形视野计

看见视标。当被检测者回答看见时,就将视标倒移回一段距离,再向中央移动,重复测一次,得出一致结果时,记下弧架上的相应经纬度数,并记录于视野图上。用同样方法,从弧架另一端测量,将测得的经纬度数记录在视野图上。

(2)将弧架顺时针转动 45°,重复上述操作。如此重复,共操作 4 次,得出 8 个经纬度数值,将视野图上的这 8 个经纬度数值依次连接起来,即得出白色视野的范围。

(3)以相同的操作方法,测定右眼的蓝、红、绿各色视野,分别用蓝、红、绿三色铅笔在视野

2-14 视频：
视野测定

图上标出。

（4）同法测定左眼的白、蓝、红、绿四色视野。

（5）在视野图上记下所测眼与注视点间距离、视标的直径。通常前者为33cm，后者为3mm。

【结果记录】　在视野图上绘出被检测者的右眼视野。

【讨论】　论述人视野的特点及其原因。

【注意事项】

1.被检测者不能戴框架眼镜，因为框架会影响视野。

2.在测定过程中，被检测者的测试眼必须与弧架中心点保持同一水平，并始终凝视弧架的中心点，只能用"余光"观察视标，眼球不能任意移动。

3.测试时，视标移动的速度要慢，如时间充裕可多测几个点，这样所得的视野图就更精确。

4.在实验过程中被检测者可略作休息，避免眼睛疲劳而影响实验结果。

5.检测者应注意与被检测者的交流，指导清晰，语言与语态亲切。

【分析】　视网膜、视神经或视觉传导通路和视觉中枢各自功能发生障碍时，对视野有何影响？

任务三　盲点的测定

【目的】　学会盲点的测定方法,能计算盲点所在的位置和范围。

【原理】　视网膜的视乳头处没有感光细胞,若外来光线成像于此处,则不能引起视觉,在视野中形成生理盲点。根据物体成像规律,通过测定视野中盲点投射区域的位置和范围,根据相似三角形各对应边成正比的定理,利用简化眼模型,即可计算出盲点在视网膜上的位置和范围。

【实验对象和器材】　人;白纸,铅笔,黑色和白色视标,尺子,遮眼板,50cm 长木条。

【方法】

1.测定视野盲点区域

(1)将白纸贴在墙上,与被检测者头部等高。被检测者立于纸前,将 50cm 长的木条置于眉间,另一端置于纸上,用遮眼板遮住一眼,在白纸上与另一眼相平处用铅笔画一"+"字记号。

(2)被检测者注视"+"字,检测者将视标由"+"字中心沿水平线向外侧(被测眼颞侧视野)缓慢移动。当被检测者恰好看不见视标时,在白纸上进行标记。

(3)将视标继续向颞侧缓缓移动,当又看见视标时记下其位置。

(4)自所记两点连线之中心点起,沿着上、下及左、右各 45°的方向向外移动视标,找出并记录各方向视标刚能被看到的各点,将其依次相连,即得到一个闭合的盲点投射区。

2.推算盲点在视网膜上的位置和范围　根据相似三角形各对应边成正比的定理,利用简化眼模型,计算盲点与中央凹的距离及盲点直径(图 2-5-3-1)。计算公式为:

$$盲点的直径(mm)=盲点投射区的直径(mm)×(15/500)$$

其中,15mm 为节点与视网膜的距离,500mm 为节点到白纸的距离。

所测结果可参考以下数值:

(1)生理性盲点投射区呈椭圆形,垂直径(7.5±2)cm,横径(5.5±2)cm。

(2)生理性盲点投射区在注视中心外侧 15.5cm,在水平线下 1.5cm。

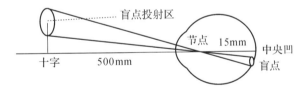

图 2-5-3-1　盲点与中央凹的距离和盲点的直径示意图

【结果记录】　在测试纸上绘出视野盲点区域,用文字和数据描述其特点。

【讨论】　论述盲点形成的原因。

【注意事项】

1.测定盲点时,测试眼应一直注视白纸片上的"+",不能随视标的移动而移动。

2.测试眼与白纸应保持恒定距离(50cm)。

3.检测者应注意与被检测者的交流,指导清晰,语言与语态亲切。

【分析】　在我们日常注视物体时,为什么没有感觉到生理性盲点的存在?

任务四　瞳孔反射检查

2-15 视频：
瞳孔近反射

2-16 视频：
瞳孔对光反射

【目的】　学会瞳孔近反射及瞳孔对光反射的检查方法，理解各反射的意义。

【原理】　当两眼注视近物时，双侧瞳孔反射性缩小，称为瞳孔近反射。其作用是使外界物体成像清晰并投射在两眼的黄斑上。瞳孔对光反射是指瞳孔在强光照射时缩小而在光线变弱时散大的反射。引起被照眼瞳孔缩小的现象称直接对光反射，引起对侧眼瞳孔同时缩小的现象称间接对光反射。通过瞳孔反射检查可了解包括中脑在内的反射弧是否正常，有助于某些疾病的诊断和定位。正常人瞳孔直径约为 2.5～4.0mm，可变动范围约为 1.5～8.0mm。

【实验对象和器材】　人；手电筒，遮光板。

【方法】

1. 瞳孔近反射　被检测者两眼同时注视正前方远处的物体，检测者观察其瞳孔大小。然后将物体由远处向被检测者眼前移动，在此过程中观察被检测者瞳孔大小的变化，同时注意两眼瞳孔间的距离有无变化。

2. 瞳孔对光反射

(1)直接对光反射：在光线较暗处，让被检测者向远处看，观察被检测者两眼瞳孔的大小，然后用手电筒直接照射被检测者一只眼，观察该眼瞳孔变化情况。停止照射时，再次观察该眼瞳孔变化情况。

(2)间接对光反射：在鼻梁上用遮光板将两眼视野隔开，用手电筒照射一侧眼，观察对侧眼瞳孔变化情况。

【结果记录】　描述物体移近、光线变强时，双眼瞳孔的变化情况。

【讨论】　论述瞳孔近反射、对光反射的生理意义。

【注意事项】

1. 检查瞳孔近反射时，被检测者的眼睛要注视物体。

2. 检查瞳孔对光反射时，被检测者的两眼要直视远处，不可注视手电筒光。

【分析】　光线照射一侧瞳孔时，对侧瞳孔有何变化？为什么？

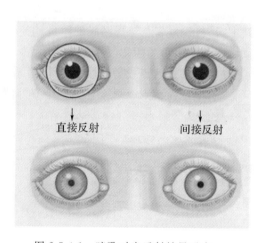

图 2-5-4-1　瞳孔对光反射结果示意

任务五　声波的传导途径分析

【目的】　学会检查声音气传导和骨传导的方法,比较两者的听觉效果。了解临床上鉴别传音性耳聋和感音性耳聋的实验方法与原理。

【原理】　声音由外界传入内耳有两条途径。①气传导:声音经外耳、鼓膜、听骨链和卵圆窗传入内耳,是声波传导的主要途径。②骨传导:声音经颅骨、耳蜗骨壁传入内耳。正常人气传导效果远好于骨传导。比较两种声音传导途径的效果,是临床上用来鉴别感音性耳聋和传音性耳聋的方法。若骨传导的效果接近或超过气传导,为传音性耳聋,常见于鼓膜或中耳病变;若骨传导发生障碍,两耳骨传导不等,患侧减弱,则为感音性耳聋,常见于耳蜗、听神经和听觉中枢发生障碍。因此,可通过检查气传导和骨传导的情况来判断听觉异常产生的部位和原因。

【实验对象和器材】　人;音叉(256Hz 和 512Hz),干棉球,橡皮锤,秒表。

【方法】

1. 比较同侧耳的气传导和骨传导(任内试验)

2-17　视频:
任内试验

(1)任内试验阳性:室内保持安静,被检测者取坐位,检测者振动音叉后,立即将音叉柄的底端置于被检测者一侧颞骨乳突部。此时被检测者可听到音叉响声,随时间推移音响逐渐减弱,当被检测者听不到声音时,立即将音叉移到同侧外耳道口 2cm 处,被检测者又可听到响声。反之,先置音叉于外耳道口 2cm 处,待刚听不到响声时,立即将音叉移到颞骨乳突部,如被检测者仍听不到声响,说明气传导大于骨传导,正常人气传导的时间比骨传导的时间长,临床上称为任内试验阳性。

(2)任内试验阴性:用棉球塞住被检测者同侧外耳道模拟气传导途径障碍,重复上述实验步骤,可出现气传导时间短于骨传导时间的现象,临床上称为任内试验阴性。

2. 比较两耳骨传导(韦伯试验)

2-18　视频:
韦伯试验

(1)室内保持安静,被检测者闭目静坐,检测者将振动的音叉底端置于被检测者前额正中发际处或颅顶正中处,比较两耳听到的声音强度是否相等。正常人两耳所感受的声音强度相等,若觉察声音偏向一侧,表明两耳骨传导有差异。

(2)用棉球塞住被检测者一侧外耳道(相当于气传导障碍,模拟传音性耳聋),重复上述实验步骤,询问被检测者两耳听到的声音强度是否相同,偏向哪侧,若为传音性耳聋,则偏向患侧,若为感音性耳聋,则偏向健侧。

【观察项目】　比较各种情况下,气传导和骨传导的强弱及持续时间。

【结果记录】　用文字和数据描述各种情况下气传导、骨传导的听觉效果,若出现耳聋则分析是哪种性质的耳聋。

【讨论】　论述所观察到现象的发生机制。

【注意事项】

1. 测试过程环境应保持安静,检测者应注意与被检测者的交流,指导清晰,动作轻柔。

2. 振动音叉时不要用力过猛,可用手掌、橡皮锤敲击,切忌在坚硬物体上敲击,以免损坏音叉。敲击音叉的部位在距离音叉臂顶端三分之一处。

3. 在操作过程中只能用手指持音叉柄,避免音叉臂与皮肤、耳郭、毛发等物体接触而影响振动。

4.将音叉放到外耳道口时,应使音叉臂的振动方向正对外耳道口,相距外耳道 2cm。

【分析】 根据任内试验和韦伯试验,如何鉴别传音性耳聋和感音性耳聋?

（高虹）

项目六　神经系统实验

任务一　不同强度和频率刺激对骨骼肌收缩的影响

【目的】　学会蛙类坐骨神经-腓肠肌标本的制作,能理解刺激强度、刺激频率与骨骼肌收缩的关系。

【原理】　躯体运动神经纤维发出许多分支,每一个分支的末梢与一个骨骼肌细胞建立接头联系,释放乙酰胆碱兴奋骨骼肌细胞。某一根运动神经纤维兴奋时,其所有分支所支配的肌细胞均兴奋。这些肌细胞在功能上形成一个整体,因而称为一个运动单位。

2-19　图片:运动单位

肌肉接受刺激后是否收缩与刺激强度相关,在刺激时长和强度变化率一定的情况下,能引起肌肉收缩的最小刺激强度称阈强度,能引起肌肉产生最大收缩的最小刺激强度称最大刺激强度。支配腓肠肌的众多神经纤维走行于坐骨神经干中,这些纤维的兴奋性高低不一,因而不同强度的电刺激作用于坐骨神经干时,兴奋的神经纤维数量不同。

肌肉的收缩形式与刺激频率有关,当刺激频率较低,刺激间隔大于肌肉的一个收缩周期时,肌肉收缩表现为单收缩;增加刺激频率,当刺激间隔小于骨骼肌收缩周期时,肌肉收缩开始复合,出现不完全强直收缩、完全强直收缩。

【实验对象和器材】　蟾蜍(或蛙);蛙板,蛙钉,探针,粗剪刀,组织剪,眼科剪,尖镊子,圆头镊,玻璃分针,铁支架,肌动器,瓷碗,培养皿,张力换能器,微机生物信号采集处理系统;任氏液。

2-20　视频:蟾蜍坐骨神经-肌肉标本的制备

【方法】

1.制备蟾蜍(或蛙)坐骨神经-腓肠肌标本

(1)破坏脑、脊髓:取蟾蜍(或蛙)一只,用自来水冲洗。左手握住蟾蜍(或蛙),用食指使头前俯。右手持探针从枕骨大孔垂直刺入椎管(图 2-6-1-1),然后将探针向前刺入颅腔,左右搅动探针,捣毁脑组织。将探针退回至枕骨大孔,使针尖向尾端刺入椎管,转动探针,捣毁脊髓。脑和脊髓被完全破坏的蟾蜍(或蛙),其下颌呼吸运动消失,四肢完全松软,失去一切反射活动,否则说明脑和脊髓破坏不彻底,应重新破坏。

(2)去除躯干上部及内脏:用粗剪刀在蟾蜍(或蛙)颅骨后方剪断脊柱(图 2-6-1-2)。左手握住脊柱,右手用剪刀沿脊柱剪开两侧腹壁,此时躯干上部及内脏全部下垂(图 2-6-1-3)。剪去躯干上部及内脏组织,留下脊柱和后肢。

(3)剥皮:用手或圆头镊捏住脊柱断端(注意避开脊柱两侧的神经),另一只手捏住其皮肤边缘,向下剥去全部皮肤(图 2-6-1-4)。将标本放在干净的任氏液中。洗净手和使用过的器械。

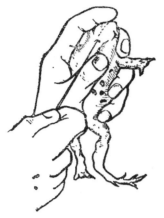

图 2-6-1-1　破坏蟾蜍脑和脊髓

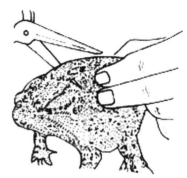

图 2-6-1-2　剪断蟾蜍脊柱

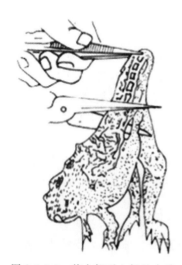

图 2-6-1-3　剪去躯干上部及内脏

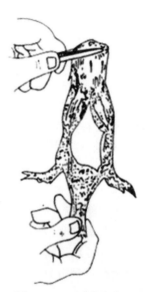

图 2-6-1-4　剥去皮肤

（4）分离两腿：用镊子取出标本，背侧朝上，剪去尾骨。然后腹侧向上，用粗剪刀沿中线将脊柱剪成左右两半（注意勿伤坐骨神经），再从耻骨联合中央剪开（注意避免剪刀偏向一侧）。将标本浸入盛有任氏液的培养皿中。

2-21　视频：检测神经-肌肉标本的兴奋性

（5）游离坐骨神经：用蛙钉将半侧标本绷直、固定。用玻璃分针在腹面沿脊柱游离坐骨神经，然后在标本的背面于股二头肌与半膜肌的缝内［图 2-6-1-5（A）］将坐骨神经分离到腘窝。用粗剪刀将坐骨神经连同 2～3 节脊椎从脊柱上剪下来，持脊椎轻轻提起坐骨神经，剪断其不支配腓肠肌的分支，将神经干游离至腘窝后搭放在腓肠肌上。

（6）游离股骨：用粗剪刀在膝关节稍上方剪去并刮净股骨周围肌肉，在股骨中、上三分之一处剪断。

（7）分离腓肠肌：分离跟腱，穿线结扎［图 2-6-1-5（B）］，并在跟腱的远端剪断，提起跟腱，将其与深面组织分离至膝关节。在膝关节下方剪断小腿骨。此时已制成坐骨神经-腓肠肌标本［图 2-6-1-5（C）］。将标本浸入盛有任氏液的培养皿中备用。

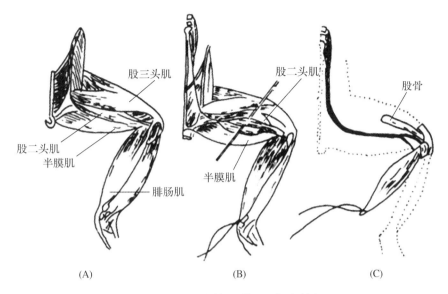

图 2-6-1-5　坐骨神经-腓肠肌标本制备

（8）检验标本兴奋性　用蘸有任氏液的锌铜弓触及坐骨神经，如腓肠肌发生迅速而明显的收缩，说明标本的兴奋性良好。

2.连接实验装置　将标本的股骨以螺丝固定于肌动器内，坐骨神经搭于刺激电极上。刺激器输出电极与肌动器的刺激电极连接。将腓肠肌跟腱的扎线固定于张力换能器的悬臂梁上，此连线应与悬臂梁垂直，调整连线至合适张力（图 2-6-1-6）。

3.启动系统软件，进入系统操作界面。

4.观察项目

（1）刺激强度对骨骼肌收缩的影响：

1）在系统中选择本项目实验模块，刺激方式为强度递增，根据标本情况设置初始强度和强度增量。

2）点击"刺激"按钮，观察肌肉收缩反应（图 2-6-1-7），找出阈强度和最大刺激强度。

（2）刺激频率对骨骼肌收缩的影响：

1）在系统中选择本项目实验模块。刺激方式为频率递增，刺激强度选用最大刺激强度两倍以上；初始刺激频率默认为 1Hz，设置频率增量。

2）点击"刺激"按钮，观察肌肉收缩形式和强度的变化（图 2-6-1-8）。

【结果记录】　记录阈强度、最大

2-22 视频：神经-肌肉实验装置连接

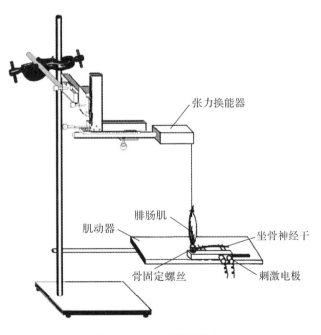

图 2-6-1-6　实验装置连接

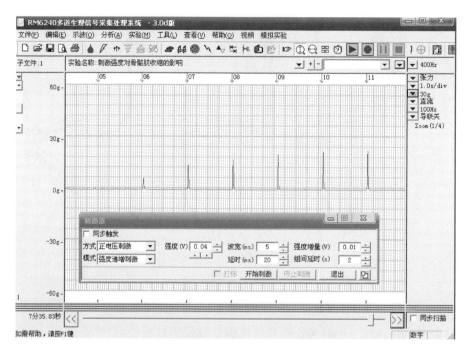

图 2-6-1-7　刺激强度对骨骼肌收缩影响的实验界面

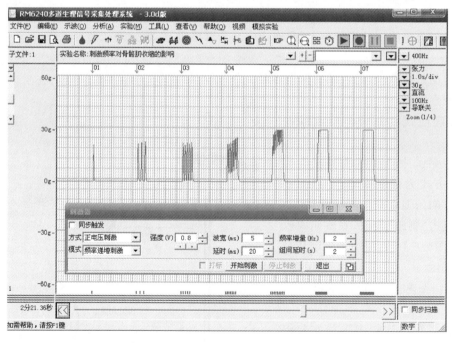

图 2-6-1-8　刺激频率对骨骼肌收缩影响的实验界面

刺激强度以及引起单收缩、不完全强直收缩、完全强直收缩的刺激频率范围,用文字和数据描述刺激强度与收缩幅度、刺激频率与收缩形式的关系。

【讨论】　论述不同强度、不同频率的刺激对肌肉收缩影响的机制。

【注意事项】

1.制作标本时,神经干、肌肉应避免被蟾蜍(或蛙)体表毒液污染,勿用自来水冲洗;神经干应避免接触金属器械;勿用力牵拉神经。

2.调整张力换能器与标本连线的张力至合适位置,在实验过程中不再调整。

3.刺激强度不宜过大,否则可损伤神经。

4.肌肉收缩后,应让肌肉休息一定时间再进行下一次刺激(特别是在观察刺激频率的影响时)。

【分析】

1.在一定范围内,肌肉收缩为什么会随着刺激强度的增加而增强?

2.连续电刺激后,坐骨神经-腓肠肌标本会不会出现疲劳现象?为什么?

3.为什么刺激频率不同时,肌肉出现单收缩、不完全强直收缩及完全强直收缩等不同的收缩形式?

任务二　神经干动作电位的记录及传导速度测定

【目的】　学会测定神经干动作电位传导速度,理解神经损伤、某些药物对动作电位传导的影响。

【原理】　电刺激神经,其中的神经纤维在负电极下发生去极化,达到阈电位即引发动作电位。动作电位可沿着神经传导,在神经干远端表面放置两个记录电极,当兴奋先后经过两个电极时,可记录到两个方向相反的电位波形,称双向动作电位。如两个记录电极间的神经完全损伤,兴奋只能传至第一个电极,此时记录到的是一个方向的电位波形,称单相动作电位。

神经干动作电位并非跨膜电位,而是膜外两点间的电位差。神经干由许多纤维组成,故神经干动作电位是许多神经纤维动作电位的综合表现,其幅度在一定范围内随刺激强度的变化而变化。神经干动作电位传导速度可用神经冲动在神经干的传导距离与传导时间相除而得。

2-23 视频:
神经干标本
的制备

【实验对象和器材】　蟾蜍(或蛙);蛙类手术器械,标本屏蔽盒,带电极的接线若干,瓷碗,培养皿,微机生物信号采集处理系统;任氏液,$1\sim3mol/L$ KCl溶液。

【方法】

1. 制备蟾蜍(或蛙)坐骨神经干标本　坐骨神经干标本的制作方法与坐骨神经-腓肠肌标本制备实验中分离坐骨神经的方法相似。坐骨神经走行至腘窝处分为两支:内侧为胫神经,走行表浅,外侧为腓神经。制备坐骨神经-腓肠肌标本实验中分离坐骨神经至腘窝后,剪开腘窝处深筋膜,沿胫、腓神经走向继续分离至踝部,剪断侧支。结扎坐骨神经干的脊柱端及胫、腓神经的足端,游离神经干。将标本放入任氏液中备用。

2-24 视频:
神经干动作
电位及传导
速度实验装
置连接

2. 连接实验装置　按图 2-6-2-1 所示,用导线连接生物信号采集处理系统与标本盒,注意避免连接错误或接触不良。将神经干平直放置于屏蔽盒内的电极上,使神经干与各电极接触良好,并保持神经干湿润。

3. 启动软件,进入系统操作界面。在系统中选择本项目实验模块,选用单刺激方式,刺激强度 $0.1\sim2V$,刺激波宽 0.1ms,延迟 5ms,扫描方式为同步触发。

4. 观察项目

(1)观察坐骨神经干动作电位:

1)将刺激强度设置为 1V,点击"刺激"按钮,屏幕上出现动作电位(图 2-6-2-2)。

2)刺激强度从 0.1V 逐步增大,观察神经干动作电位幅度的变化,记录出现动作电位波形时的最小刺激强度值(阈刺激)和动作电位幅度不再增大时的刺激强度值(最大刺激)。

3)测量最大刺激时双相动作电位上下相的幅度及时程。

(2)测定动作电位传导速度:

1)在最大刺激时,测量两个通道的动作电位起始点的时间差 Δt。

2)测量标本屏蔽盒中两对记录电极之间的距离 $s(r_1\text{-}r_2$ 间距)。

3)神经干动作电位的传导速度 $v=s/\Delta t(\mathrm{m/s})$

（3）观察和测定单相动作电位波形：

1)用镊子在两个记录电极之间夹伤神经，屏幕上呈现单相动作电位。

2)用一小块浸有高浓度 KCl 溶液的滤纸片贴附在记录电极近端的神经干上，观察动作电位幅度和时程。

2-25 图片：神经干动作电位及传导实验装置

【结果记录】 记录阈强度和最大刺激强度，计算神经干动作电位的传导速度，观察机械损伤、KCl 对动作电位的影响，用文字和数据描述上述现象及变化。

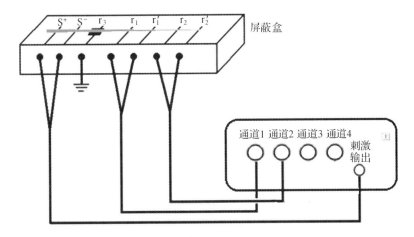

S^+、S^-:刺激电极，r_1、$r_1{}'$和 r_2、$r_2{}'$:记录电极，r_3:接地电极。

图 2-6-2-1 神经干动作电位传导速度测定装置

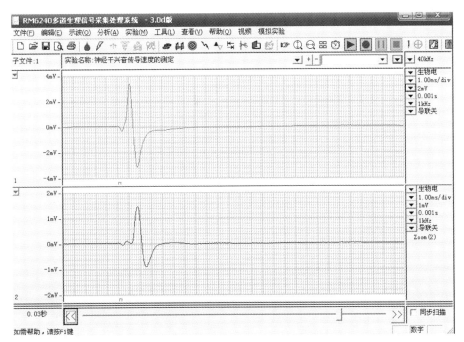

图 2-6-2-2 测定坐骨神经干动作电位速度的实验界面

【讨论】 论述动作电位形成与传导的机制,分析动作电位传导速度的影响因素。

【注意事项】

1.神经干应尽可能分离得长一些。操作过程中避免损伤神经干。

2.应避免神经干接触污染物和金属器械。

3.连接实验装置时注意检查,保持接触良好。

【分析】 一定范围内神经干动作电位幅度随刺激强度变化而变化的情况和动作电位的"全或无"特点相矛盾吗? 为什么?

任务三　坐骨神经干动作电位不应期的测定

【目的】　了解蛙类坐骨神经干动作电位兴奋性的规律性变化。

【原理】　神经组织与其他可兴奋组织一样,在接受一次刺激产生兴奋之后,其兴奋性将发生规律性的变化,依次经过绝对不应期、相对不应期、超常期和低常期,然后再恢复正常的兴奋水平。采用双脉冲刺激测定坐骨神经发生一次兴奋后的兴奋性变化。先给予一个最大刺激以上的适当刺激(强度一般为最大刺激的两倍以上),在神经发生兴奋后,按不同时间间隔给予第二个刺激。以两个刺激脉冲间隔来反映神经兴奋性的变化,测出神经干动作电位的不应期。

【实验对象和器材】　蟾蜍(或蛙);蛙类手术器械,标本屏蔽盒,带电极的接线若干,微机生物信号采集处理系统;任氏液。

【方法】

1. 制备蟾蜍(或蛙)坐骨神经干标本,具体方法见本项目任务二。

2. 连接实验装置参照本项目任务二。

3. 启动系统软件,进入系统操作界面。在系统中选择本项目实验模块,选用双刺激模式,强度设置为最大刺激强度的两倍左右,起始间隔可设置为 30ms,延迟 1~2ms,扫描方式为同步触发。

4. 观察项目

(1)启动刺激,记录两次刺激引起的两个动作电位(图 2-6-3-1)。逐步减小刺激间隔,观察第二个动作电位幅度的变化。

(2)测量第二个动作电位幅度开始减小时的刺激间隔和第二个动作电位消失时的刺激间隔。

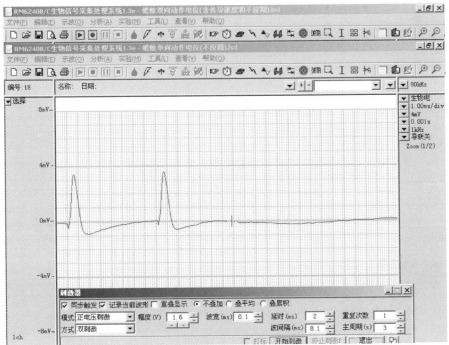

图 2-6-3-1　测定坐骨神经干不应期的实验界面

　　【结果记录】　记录第二个动作电位振幅刚开始降低和第二个动作电位消失时的波间隔，用文字和数据描述上述变化情况。

　　【讨论】　论述第二个动作电位振幅降低和第二个动作电位消失的机制。

　　【注意事项】　同本项目任务二。

　　【分析】　形成绝对不应期、相对不应期及超常期的机制是什么？

任务四 人体腱反射检查

【目的】 了解常用人体腱反射的检查方法。

【原理】 快速牵拉肌腱可引起受牵拉肌肉快速明显地缩短,使关节屈或伸、肢体位移。由于腱反射的完成有赖于反射弧的完整,并受高位中枢的调控,临床上通过检查腱反射可了解相应的反射弧是否完好以及高位中枢的功能状态。

【实验对象和器材】 人;叩诊锤。

【方法】 不同腱反射的被检查者应采用不同的体位姿势。

1.肱二头肌反射 检查者左手托住被检查者肘关节,使其肘部微曲、放松。左手拇指置于肱二头肌肌腱,右手持锤叩击左手拇指(图 2-6-4-1),观察肘关节运动。

2.肱三头肌反射 检查者左手托住被检查者肘关节,使其肘部微曲、放松。右手持锤叩击肱三头肌肌腱(图 2-6-4-2),观察肘关节运动。

2-26 视频:肱二头肌反射

2-27 视频:肱三头肌反射

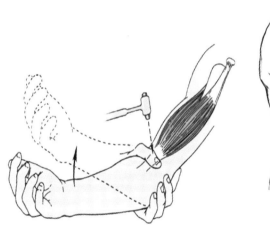

图 2-6-4-1 肱二头肌反射检查

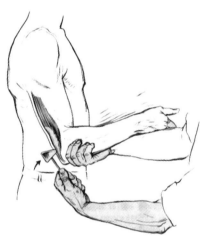

图 2-6-4-2 肱三头肌反射检查

3.膝跳反射

(1)体位 1:被检查者取坐位,小腿自然下垂约与大腿成直角,下肢肌肉放松。检查者持锤叩击膑韧带(股四头肌肌腱)[图 2-6-4-3(A)],观察膝关节运动。

(2)体位 2:被检查者仰卧。检查者左手托住被检查者膝关节使之弯曲约成 120°,嘱膝关节放松。右手持锤叩击膑韧带(股四头肌肌腱)[图 2-6-4-3(B)],观察膝关节运动。

4.跟腱反射

(1)体位 1:被检查者仰卧,膝关节弯曲。检查者左手托住受试者足部使跟腱被轻微牵拉,右手持锤叩击跟腱,观察足部(踝关节)运动[图 2-6-4-4(A)(B)]。

(2)体位 2:被检查者跪于座椅,踝关节悬空。检查者持锤叩击跟腱,观察足部(踝关节)运动[图 2-6-4-4(C)]。

2-28 视频:膝跳反射

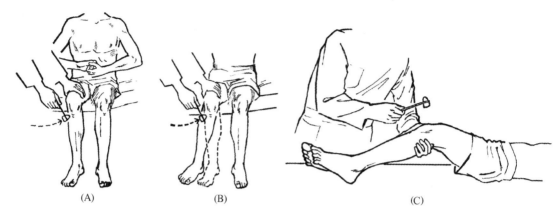

(A)　　　　　　　(B)　　　　　　　(C)

图 2-6-4-3　膝跳反射检查

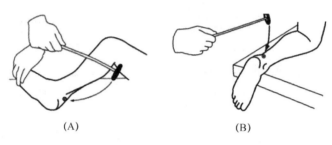

(A)　　　　　　　(B)

图 2-6-4-4　跟腱反射检查

5.桡骨膜反射　被检查者前臂半屈。检查者左手托住被检查者腕关节,使腕关节放松下垂,右手持锤叩击桡骨茎突,观察前臂、手和手指运动(图 2-6-4-5)。

2-29 视频:
跟腱反射

2-30 视频:
桡骨膜反射

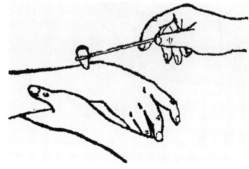

图 2-6-4-5　桡骨膜反射检查

【结果记录】　用文字描述各种反射情况。

【讨论】　论述各种反射发生的机制。

【注意事项】

1.被检查者应放松。

2.持叩诊锤叩击肌腱时,力量要合适,部位要准确。

【分析】　腱反射增强或减弱常见于何种情况?

(李伟东)

第三篇
综合实训

任务一 有机磷农药中毒的观察与急救

【目的】 学习家兔灌胃方法;观察有机磷农药中毒症状,阿托品和碘解磷定解救的效果;学习胆碱酯酶复活药的作用原理。

【原理】 有机磷农药主要用作农业杀虫剂,为持久性抗胆碱酯酶药,进入体内后能抑制胆碱酯酶的活性,造成乙酰胆碱在体内大量堆积而产生一系列中毒症状(包括 M 样、N 样及中枢神经系统症状)。阿托品为 M 型胆碱受体阻断剂,能迅速解除 M 样症状及部分中枢症状。碘解磷定为胆碱酯酶复活药,可恢复胆碱酯酶水解乙酰胆碱的活性,并可直接与游离的有机磷农药结合成无毒物质,从尿排出,从而解除有机磷酸酯类药物中毒症状。

【实验对象和器材】 家兔;家兔开口器,胃管,1ml、5ml、20ml 注射器,5 号针头,250ml 烧杯,婴儿秤,瞳孔测量尺,滤纸,10%敌百虫,2.5%碘解磷定,0.25%阿托品。

【方法】

1.称重 取禁食 24h 以上的健康家兔,称体重并记录。

2.观察 呼吸、心率、瞳孔、肌震颤、肌张力、大小便。

3.灌入敌百虫 10%敌百虫按 5ml/kg 剂量给家兔灌胃。

4.观察并记录上述指标的变化,及时发现中毒症状。

3-1 视频:
家兔灌胃

5.待一系列症状出现后,特别是瞳孔明显缩小时,立即从耳缘静脉注射 0.25%阿托品 5ml/kg,观察并记录中毒症状缓解情况,5min 后再从耳缘静脉注射 2.5%碘解磷定 5ml/kg,观察并记录中毒症状消除情况。

【结果记录】 用数据和文字描述敌百虫、阿托品、碘解磷定对家兔呼吸、心率、瞳孔、肌震颤、肌张力、大小便的影响。将各项实验数据填于表 3-1-1 中。

表 3-1-1 实验前后家兔各项指标变化

	实验前	灌敌百虫后	注阿托品后	注碘解磷定后
呼吸				
心率				
瞳孔				
肌震颤				
肌张力				
大小便				

注:家兔体重_____kg

【讨论】

1.分析敌百虫引起家兔中毒症状的机制。

2.分析阿托品和碘解磷定缓解中毒症状的机制。

【注意事项】

1.选用家兔应在 2.5kg 左右,静脉较粗便于注射;注射时,应尽可能使家兔保持安静状态。

2.敌百虫可以从皮肤吸收,若手接触到,应立即用自来水冲洗,切勿用肥皂,因其在碱性环境中可转变为毒性更大的敌敌畏。

3.灌胃时勿将胃管插入气管(若插在气管中,其外露部分置于水中有气泡,或使动物有呛咳、发绀),应确认胃管在胃中时再给予敌百虫。

4.灌胃完毕后,应注入空气使导管内药物全部注入胃中,然后先抽出胃管,再取下开口器,以防家兔咬断胃管。

5.实验完毕时,再从耳缘静脉注射一次碘解磷定 5ml/kg。

【分析】

1.体内哪些神经属于胆碱能神经?胆碱能受体有哪些?

2.人若发生有机磷农药中毒,该如何处理?

附:实验流程图

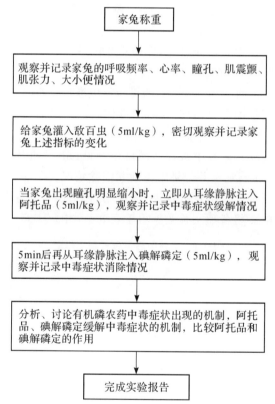

图 3-1-1　有机磷农药中毒的观察与急救实验流程

（张玲）

任务二 胰岛素致低血糖反应及急救

【目的】 学习用血糖仪测定血糖的方法;了解胰岛素对血糖的调节作用,观察低血糖引起的反应,并理解急救措施。

【原理】 胰岛素是胰岛 B 细胞分泌的一种激素,其主要生理功能是调节机体代谢,通过增加血糖的去路,减少血糖的来源,使血糖浓度降低。若胰岛素缺乏,则血糖升高,当超过肾糖阈时,将出现糖尿。若给正常动物注射胰岛素,可造成人工胰岛素性低血糖症状,当注射过量时,血糖迅速下降,会使神经组织的正常代谢和功能发生障碍,以致产生痉挛抽搐甚至昏迷,称为胰岛素休克。临床上对低血糖休克的主要救治措施是注射葡萄糖,若能及时提升血糖浓度,症状将得以缓解或消失。

【实验对象和器材】 家兔;胰岛素针剂,20%葡萄糖溶液;电子秤,血糖仪,血糖试纸,5ml、20ml 注射器,听诊器,计时器。

【方法】

1.称重 取禁食 16h 以上的健康家兔,称体重并记录(表 3-2-1)。

2.观察活动状态;检测心率、呼吸、血糖。

(1)观察家兔整体活动状态并记录。

(2)心率:用听诊器在心脏部位计数心跳频率并记录。

(3)呼吸:观察家兔腹部起伏次数,计数呼吸频率并记录。

(4)检测血糖:从家兔耳缘静脉采血,用快速血糖仪测血糖并记录。

3.注射胰岛素 按 30~40U/kg(1ml/kg)体重,于家兔耳缘静脉注入胰岛素,记录注射时间。每隔 15min 连续计数心率、呼吸频率,观察家兔活动状态并记录。1h 左右当观察到家兔出现呼吸急促、四肢肌肉痉挛等低血糖休克症状时,迅速测血糖 1 次,并记录即时心率、呼吸及活动情况。

4.注射葡萄糖 低血糖症状明显时,迅速从家兔耳缘静脉注入 20%葡萄糖溶液 20ml,5min 后测心率、呼吸频率、血糖,观察并记录活动状态。

【结果记录】 用数据和文字描述胰岛素注射前后及葡萄糖注射后家兔的呼吸频率、心率、血糖及活动状态的变化。

3-2 视频:家兔血糖测定

3-3 视频:家兔耳缘静脉注射

3-4 视频:家兔低血糖反应

表 3-2-1 胰岛素对家兔的影响及注射葡萄糖后的变化

注射胰岛素前	注射胰岛素后					注射葡萄糖后
	15min	30min	45min	60min	…	
血糖(mmol/L)	—	—	—			
心率(次/min)						
呼吸(次/min)						
活动状态						

注:家兔体重_____kg,注射胰岛素时间_____时_____分。

【讨论】 论述胰岛素引起低血糖的机制。结合实验现象分析低血糖对机体的危害及其合理的解救措施。

【注意事项】

1. 应选用 2.5kg 左右、静脉较粗的家兔，以便取血和注射。

2. 采血前剪去局部被毛；采血及注射时，应尽可能使家兔保持安静状态。采血进行检测的部位尽量避开注射胰岛素或葡萄糖的部位。

3. 佩戴听诊器时，耳件与外耳道方向一致；以右手拇指、食指和中指持听诊器胸件，并置于家兔心脏部位，测心率。测 10s，乘以 6 得心率（次/min）。

4. 血糖仪的使用（参见第一篇项目二任务三：血糖仪的使用）。

【分析】

1. 用葡萄糖氧化酶法进行测定时，成人空腹血糖值的范围是多少？

2. 血糖来源与去路如何？

3. 当人出现低血糖时，早期可能有哪些症状？如何进行处理？

附：实验流程图

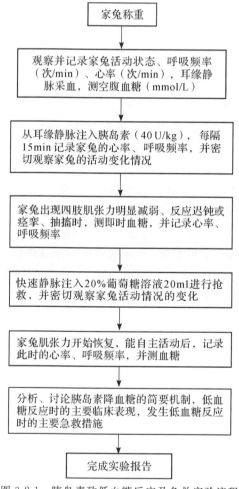

图 3-2-1 胰岛素致低血糖反应及急救实验流程

（张玲）

任务三 离体心脏活动的影响因素

【目的】 学习离体蛙心的灌流方法;观察高钾、高钙、低钙、肾上腺素、乙酰胆碱等因素对心脏活动的影响并分析其机制。

【原理】 蛙心的起搏点——静脉窦,能按一定节律自动产生兴奋。因此,只要将离体的蛙心保持在适宜环境中,在一定时间内仍能产生节律性兴奋与收缩活动,可将其作为实验对象进行处理与观察。

心脏正常的节律性活动有赖于内环境中理化因素的相对稳定,并受多种神经、体液因素的调节。离体心脏也一样,当改变灌流液中的某些成分或给予活性物质刺激,可以引起心脏活动发生改变。高钾可引起心肌细胞兴奋性、自律性、传导性和收缩性都降低,心脏收缩力减弱、心跳减慢,严重时可致心脏停搏于舒张状态。高钙可使心肌收缩力增强,钙浓度过高时可使心肌停搏于收缩状态;而低钙则使心肌收缩力减弱;血钠的变化一般对心肌生理特性影响不大。肾上腺素可使心率加快、传导速度加快、收缩力增强,对心脏具有兴奋作用,故临床上用作强心剂。乙酰胆碱则可使心率减慢,心肌收缩力减弱,对心脏具有抑制作用。

【实验对象和器材】 蟾蜍(或蛙);张力换能器,生物信号采集处理系统,蛙类手术器械(包括金属探针、蛙板、蛙钉、剪刀、眼科镊等),蛙心夹,蛙心插管,定滑轮,铁支架,双凹夹,滴管,细线;任氏液,0.65% NaCl 溶液,3% $CaCl_2$ 溶液,1% KCl 溶液,1:10000 肾上腺素溶液,1:100000乙酰胆碱溶液,1%普萘洛尔溶液。

【方法】

1. 制备离体蛙心

(1)取蟾蜍(或蛙)一只,破坏脑、脊髓后,使其仰卧固定于蛙板上,从剑突下将胸部皮肤向上剪开,然后剪掉胸骨,剪开心包膜,暴露心脏。

(2)在主动脉干下方引 2 根线,一根在左主动脉远端(距动脉圆锥 0.5~1cm)结扎作插管时牵引用,另一根则在动脉圆锥上方系一松结,用于结扎固定蛙心插管。

3-5 视频:离体蛙心标本的制备

(3)左手持左主动脉上方的结扎线,用眼科剪在动脉圆锥上方左主动脉根部剪一小"V"字形切口(切口至心室距离应与蛙心插管头部的长度相近),右手将盛有少许任氏液的蛙心插管由此切口插入动脉圆锥。当插管进入动脉圆锥后,用眼科镊夹住少许动脉圆锥组织,将插管稍后退,并将插管头朝背部后方及心尖方向,在心室收缩期时将插管插入心室(图 3-3-1)。若插管进入心室,则可见插管内液面随心室的舒缩而上下波动。这时可将预先准备好的细线扎紧,并固定在蛙心插管的侧钩上以免滑出。

(4)剪断主动脉左右分支,轻轻提起蛙心插管以抬高心脏,用一细线在静脉窦与腔静脉交界处作一结扎。结扎线应尽量下压,以保证静脉窦与心脏相连通,在结扎线外侧剪断所有组织,将蛙心游离出来。

(5)用新鲜的任氏液反复换洗蛙心插管内的液体,直至插管内无血液残留为止。若此时蛙心有规律性搏动,且插管内液面随着蛙心舒缩而上下波动,则说明离体蛙心制备成功,可供实验。

(6)将蛙心插管固定于铁支架上,在心室舒张期,用蛙心夹夹住心尖,并将蛙心夹上的细线绕过定滑轮连到张力换能器(图 3-3-2),保持此线有一定的紧张度(初始张力为 0~3g)。

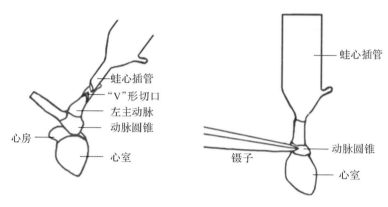

图 3-3-1　蛙心插管示意

3-6 视频：
离体蛙心实
验装置连接

　　2.仪器连接　按图 3-3-2 连接装置。将张力换能器固定于铁支架上,换能器输出线接生物信号采集处理系统输入通道。

　　3.仪器参数设置　启动生物信号采集处理系统,点击"实验"菜单,选择"循环"菜单中的"蛙心灌流",进入该实验信号记录状态。仪器参数:通道时间常数为直流,滤波频率 30Hz,灵敏度 1.5g,采样频率 400Hz,扫描速度 5.0s/div(图 3-3-3)。

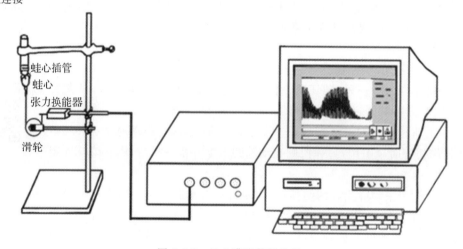

图 3-3-2　蛙心灌流装置连接

4.观察项目

(1)描记正常的蛙心搏动曲线,注意观察心搏频率、心室的收缩和舒张程度。

(2)把蛙心插管内的任氏液全部更换为 0.65% NaCl 溶液,观察心脏活动变化。

(3)把 0.65% NaCl 溶液吸出,用新鲜的任氏液反复换洗数次,待心搏曲线恢复正常后,再在任氏液内滴加 3% $CaCl_2$ 溶液 1～2 滴,观察心脏活动变化。

(4)将含有 $CaCl_2$ 的任氏液吸出,用新鲜的任氏液反复换洗,待心搏曲线恢复正常后,再在任氏液中滴加 1% KCl 溶液 1～2 滴,观察心脏活动变化。

(5)将含有 KCl 的任氏液吸出,用新鲜的任氏液反复换洗,待心搏曲线恢复正常后,再在任氏液中滴加 1∶10000 肾上腺素溶液 1～2 滴,观察心搏变化。待心搏稳定后,向灌流液中加入 1% 普萘洛尔溶液 1～2 滴,观察心脏活动变化。

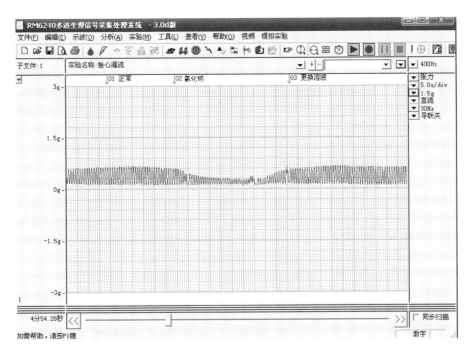

图 3-3-3　蛙心灌流实验界面

(6)将插管内液体吸出,用新鲜的任氏液反复换洗,待心搏曲线恢复正常后,在任氏液中滴加 1:100000 乙酰胆碱溶液 1～2 滴,观察心脏活动变化。待心脏活动明显变化时,立即用新鲜的任氏液反复换洗至心搏恢复正常。

【结果记录】　用文字、数据和图形逐一描述正常及上述各项处理前后心脏舒缩情况和心率变化。

【讨论】　论述各项因素处理后心脏舒缩状态和心率变化的机制。

【注意事项】

1.制备蛙心标本时,勿伤及静脉窦。

2.各项目效应出现后应立即吸出原有液体,并用新鲜任氏液换洗,以免心肌受损,而且必须待心搏恢复正常后方能进行下一步实验。

3.蛙心插管内液面高度应保持恒定,可在插管上用记号笔标出液面高度。

4.滴加试剂和更换新鲜任氏液时,应及时在记录界面做好标记,以便观察、分析。

5.吸取新鲜任氏液和蛙心插管内溶液所用的吸管应分开专用,以免影响实验结果。

6.若蛙心突然停跳,应立即更换新鲜的任氏液,必要时可加入肾上腺素或 $CaCl_2$ 并辅以心脏按摩以恢复其活性。

【分析】

1.正常蛙心搏动曲线的各个组成部分分别反映了什么?

2.肾上腺素和氯化钙对蛙心活动的影响有何异同?

3.高钾对心脏活动有何影响?

附：实验流程图

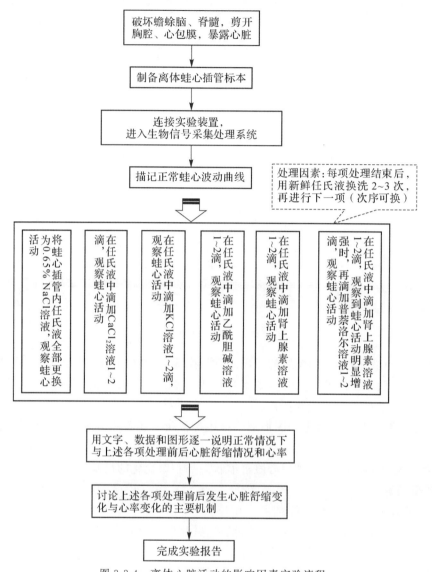

图 3-3-4　离体心脏活动的影响因素实验流程

（张玲）

任务四　影响动脉血压的因素

【目的】

1.学习动脉插管方法,用直接法测家兔动脉血压。

2.观察神经和体液因素对动脉血压的调节作用。

【原理】　在生理情况下,在神经和体液因素的调节下,人和其他哺乳类动物的血压能保持相对稳定,其中颈动脉窦-主动脉弓压力感受性反射起着重要作用。该反射在血压升高时,通过兴奋心迷走中枢,抑制心交感中枢、交感缩血管中枢,使心率减慢、心肌收缩力减弱、心排出量下降、血管舒张、外周阻力降低,导致血压降低;当血压降低时,通过兴奋心交感中枢和交感缩血管中枢,使心脏活动增强、血管收缩,血压升高。

【实验对象和器材】　家兔;生物信号采集处理系统,兔手术台,纱布,粗棉绳,缚绳,电动剃毛器,胶布,哺乳类动物手术器械一套(包括手术刀、组织剪、眼科剪、止血钳、镊子等),动脉夹,动脉插管,血压换能器,保护电极,玻璃分针,细线,注射器(20ml、5ml、2ml、1ml 各一支),烧杯;生理盐水,20%氨基甲酸乙酯溶液,1000U/ml 肝素,1∶10000 去甲肾上腺素溶液,1∶10000 肾上腺素溶液,1∶100000 乙酰胆碱溶液。

【方法】

1.动物准备

(1)麻醉:家兔称重后,从耳缘静脉注入 20%氨基甲酸乙酯溶液(按4ml/kg体重)。注意注射速度不宜过快,随时观察家兔的变化,防止麻醉过度。

(2)固定:用套结绑缚四肢,将家兔呈仰卧位固定于兔台,再用粗棉绳钩住家兔上门齿,将绳拉紧并缚于兔台铁柱上。

(3)备皮、分离神经与血管:剃去颈部被毛,于正中位置切开颈部皮肤,逐层分离组织,暴露气管及颈动脉鞘。用玻璃分针小心分离右侧颈总动脉、迷走神经和减压神经,各穿以不同颜色的细线以供识别。分离左侧颈总动脉,穿两根细线备用。

(4)抗凝:从耳缘静脉注入肝素(按 1000U/kg 体重)。等 1min,待肝素与体内血液混匀后再进行下一步骤。

(5)左侧颈总动脉插管:远心端用一根细线结扎,近心端用动脉夹夹住,并在动脉下方穿一细线备用。用眼科剪在靠近结扎处动脉壁剪一“V”字形小切口,将充满肝素生理盐水的动脉插管(其后接血压换能器)向心方向插入颈总动脉内,扎紧并固定。

2.仪器装置连接　颈动脉血压测量记录装置见图 3-4-1。将血压换能器固定于铁柱上,其位置应与心脏在同一平面,并将换能器的输出端与生物信号采集处理系统的第 1 通道连接。

3.参数设置　启动生物信号采集处理系统,点击“实验”菜单,选择“循环”菜单中的“家兔动脉血压的神经体液调节”,系统进入该实验信号记录状态(图 3-4-2)。

电刺激神经仪器参数:定时刺激模式,刺激时间 10s,刺激强度 5~10V,刺激波宽 2ms,刺激频率 30Hz,其余参数按系统默认。

4.观察项目

(1)观察正常血压波动曲线。除去动脉夹,打开三通管,可见血液由动脉冲入动脉插管,点

3-7　视频:
家兔麻醉、
固定

3-8　视频:
分离家兔颈
部神经、血
管视频

击开始记录血压。正常血压曲线中通常可看到二级波(图 3-4-2)。

①一级波(心搏波)：是由于心室舒缩所引起的血压波动,频率与心率一致,但由于记录系统有较大惯性,所以波动幅度不能真实反映收缩压与舒张压的高度,据此可测量心率。

②二级波(呼吸波)：由呼吸运动所引起的血压波动,吸气时血压先下降,继而上升,呼气时血压先上升,继而下降,其频率与呼吸频率一致。

(2)用动脉夹夹闭右侧颈总动脉 5～10s,观察血压、心率变化。

(3)待血压基本恢复正常后,静脉注射 1：10000 去甲肾上腺素溶液 0.3ml,观察血压、心率变化。

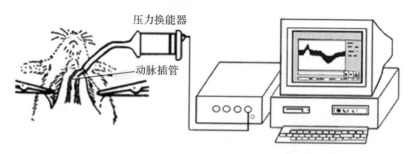

图 3-4-1　家兔动脉血压的神经体液调节实验装置连接

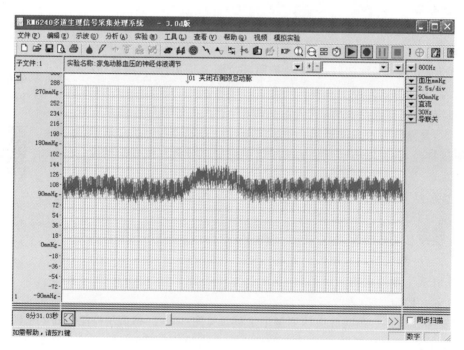

图 3-4-2　家兔动脉血压的神经体液调节实验界面

(4)待血压基本恢复正常后,静脉注射 1：10000 肾上腺素溶液 0.3ml,观察血压、心率变化。

(5)待血压基本恢复正常后,静脉注射 1：100000 乙酰胆碱溶液 0.1ml/kg,观察血压、心率变化。

(6)待血压基本恢复正常后,将右侧减压神经穿线结扎,在结扎线下端切断该神经,电刺激减压神经中枢端,观察血压、心率变化。

(7)待血压基本恢复正常后,将右侧迷走神经穿线结扎,在结扎线上端切断该神经,刺激其外周端,观察血压、心率变化。

【结果记录】　逐一描述正常和上述各项处理后血压与心率的变化情况。

【讨论】　论述各项处理后血压与心率变化的机制。

【注意事项】

1.注意麻醉深度,防止麻醉过量导致家兔死亡。

2.每一项观察须有对照(本实验进行前后对照),并须待其基本恢复后再进行下一项。

3.颈部手术分离血管与神经过程中,尽量采用钝性分离方式,避免损伤血管。

【分析】　肾上腺素和去甲肾上腺素对血压的影响有何异同?

附:实验流程图

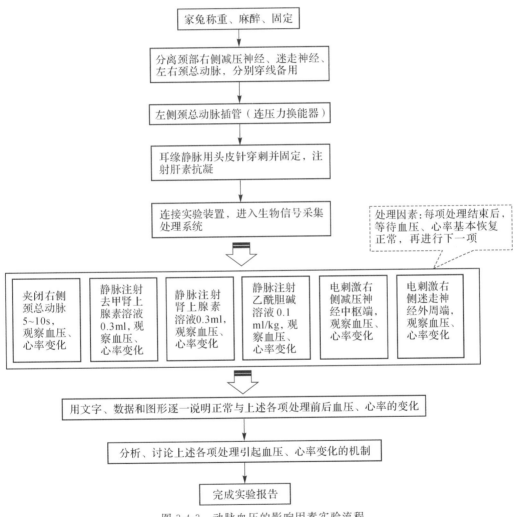

图 3-4-3　动脉血压的影响因素实验流程

(张玲)

任务五　运动对生命体征的影响

【目的】　观察运动对人体心率、呼吸、体温、动脉血压的影响;养成及时观察、记录受试者(患者)生理指标变化的良好工作习惯。

【原理】　人体运动时,交感神经系统活动加强使心率加快、心肌收缩力加强、心排出量增大、外周阻力增加,使血压升高,且以收缩压升高为主。运动时动脉血压的变化是许多因素影响的综合结果。呼吸频率增快,肺通气量增加;骨骼肌收缩,产热增加,体温升高。

【实验对象和器材】　人(志愿者);血压计,听诊器,电子体温计,计时器。

3-10　视频:
用水银血压
计测血压

【方法】

1. 受试者静坐5min后,每隔3min测定静坐状态下心率、呼吸、体温、动脉血压直至稳定,取其稳定值作为对照。

2. 做快速下蹲运动1min,速度可控制在男40次/min,女30~35次/min。

3. 测定运动后即刻、3min、5min及10min的心率、呼吸、体温、动脉血压。

【结果记录】　用文字和数据描述运动前后收缩压、舒张压及心率、呼吸、体温的变化。将数字填入表3-5-1,并分别做成曲线图,如图3-5-1所示。

表 3-5-1　运动前后生命体征的变化

	收缩压/舒张压(mmHg)	心率(次/min)	呼吸(次/min)	体温(℃)
安静				
运动后即刻				
运动后 3min				
运动后 5min				
运动后 10min				

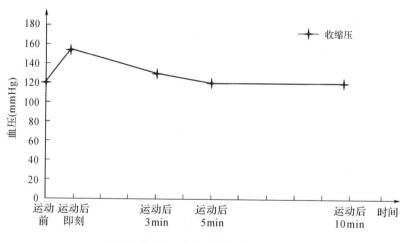

图 3-5-1　运动对收缩压的影响(示例)

【讨论】　论述运动对体温、心血管系统、呼吸系统活动的影响机制。

【注意事项】

1.受试者应放松,避免情绪紧张,排除精神等因素对血压、心率、呼吸的影响。

2.测定动脉血压应规范操作,以保证测量值的准确。

3.测心率时,通常数 15s 的脉搏数,再乘以 4,作为每分心率值。

4.运动时,动作要规范、到位,并须达到一定强度(心率增量大于 30%)。

5.任何细微变化均有可能引起受试者机能活动的变化,应强化及时观察的意识。

【分析】

1.同等强度运动后,运动员的心率、血压变化相对较小,为什么?

2.运动后,有的人舒张压为何反而会降低?

附:实验流程图

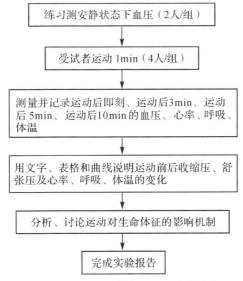

图 3-5-2　运动对生命体征的影响实验流程

（张玲）

任务六　急性失血的代偿反应

【目的】　本实验采用模拟实验系统,观察家兔急性失血期间及停止失血后其动脉血压的变化及血红蛋白浓度的变化。

【原理】　机体对一定量的急性失血有代偿能力。急性失血使血容量减少,动脉压下降,在失血的瞬间,通过压力感受性反射和容量感受性反射,阻力血管、容量血管收缩,心脏活动增强以维持动脉血压。急性失血引起交感-肾上腺髓质系统兴奋,儿茶酚胺大量分泌,血管明显收缩。体循环静脉血管属于容量血管,可容纳血液总量的60%～70%。静脉的收缩可以迅速而短暂地增加回心血量。微动脉和毛细血管前括约肌比微静脉对儿茶酚胺更为敏感,导致毛细血管前阻力比后阻力升高更明显,毛细血管灌流不足,毛细血管血压下降,使组织液进入血管,循环血量增加。抗利尿激素、血管紧张素Ⅱ、皮质激素的产生和分泌增加也参与急性失血的代偿。

【方法】　开启计算机,进入模拟实验系统。

1. 在模拟实验窗口可见家兔颈部动脉插管,压力换能器和水银检压计用三通管相连,水银检压计指示动脉血压,仿真记录仪记录血压曲线。家兔股动脉插管通过三通阀与放血瓶相连(图 3-6-1)。

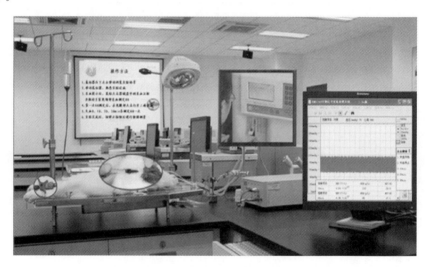

图 3-6-1　急性失血代偿模拟实验界面

2. 鼠标点击手术刀并拖动至家兔颈部释放,记录仪第一道记录动脉血压曲线,第二道记录心率。仿真记录仪面板设置"灵敏度""位移""纸速",并设"数字显示框",分别显示记录仪灵敏度、动脉血压、心率。鼠标点击股动脉插管旁的"三通阀",可进行放血操作。

3. 采血及血红蛋白测定。窗口出现"颈静脉"和"采血注射器",点击"注射器针芯采血",采血完毕后,窗口出现"血红蛋白吸管",点击"吸管胶头",吸血完毕,出现"血红蛋白比色计""蒸馏水试剂"和"吸管"。待血样加入血红蛋白比色计后,点击蒸馏水试剂中吸管的"胶头",并拖动至血红蛋白比色计的加样口释放,随着蒸馏水的加入,测试样品呈现与标准管相同的颜色并显示血红蛋白的浓度。

4. 按测量按钮,仿真记录仪显示所做实验项目的实验曲线,在测量状态下,鼠标在仿真记录仪内移动,可对实验曲线进行测量,并从仿真记录仪的面板数字显示框"血压"和"Time"中读出血压和心动周期时间。

5.观察项目

(1)记录正常血压,从颈静脉内取血,进行血红蛋白浓度测定。

(2)打开放血装置上的三通阀,使动脉血进入放血瓶,持续失血 3min 后关闭三通阀,终止失血。连续观察放血过程中血压动态变化,于失血停止后即刻、10min、20min、30min 分别从颈静脉采血 0.5ml,测定血红蛋白浓度。

【结果记录】 用文字和数据逐一描述失血前、后血压和血红蛋白浓度的变化(表 3-6-1)。

表 3-6-1　家兔急性失血后动脉血压和血红蛋白浓度的变化

条件	血压值(mmHg)	平均动脉压(mmHg)	血红蛋白浓度(g/L)
正常			
停止失血后即刻			
停止失血 10min			
停止失血 20min			
停止失血 30min			

【讨论】 论述失血期间及失血停止后血压和血红蛋白的变化机制。

【分析】 失血停止后,机体通过什么代偿机制逐渐恢复血压正常?

附:实验流程图

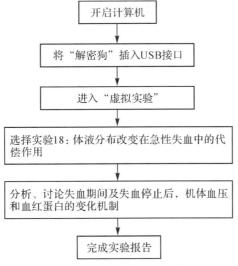

图 3-6-2　急性失血的代偿反应实验流程

(张玲)

任务七　高钾血症模型的制备及急救

【目的】　学习家兔高钾血症模型的制备方法；掌握高钾血症对心肌电生理影响的病理生理机制；观察高钾血症时心电图的变化特征，学会抢救治疗措施。

【原理】　钾是维持正常生命活动所必需的电解质之一，成人体内的钾80%以上分布于细胞内液，细胞外液中含量很少。血钾的重要生理功能是维持细胞内外液之间渗透压平衡和酸碱平衡，以及维持神经肌肉的正常兴奋性。高血钾可使心脏有效不应期缩短，兴奋性和传导性呈双相变化。血钾急剧增高时，心肌的兴奋性先升高后下降，传导性、自律性和收缩性下降，严重传导阻滞和兴奋性消失可导致心跳停止。

高钾血症是临床常见的症状，肾功能衰竭、钾摄入过多、胞内钾外移等均可导致血钾浓度升高引起下肢感觉异常、心律不齐、呼吸困难、麻痹、脉搏消失、心室纤维颤动、心跳呼吸停止等高血钾危象。血钾浓度>5.5mmol/L可确诊。心电图上表现为：T波高尖、P波和QRS波群波幅下降，间隙增宽，S波增深。

【实验对象和器材】　家兔；5%、10%氯化钾溶液，10%氯化钙溶液，125U/ml肝素生理盐水溶液；动脉插管，电解质测量仪，心电图机，5ml注射器，头皮针，兔手术台，哺乳类动物手术器械一套，粗棉绳，缚绳，电动剃毛器。

3-11 视频：
家兔的麻醉
与固定

3-12 视频：
家兔颈总动
脉插管

3-13 视频：
家兔颈外静
脉插管

【方法】

1. 动物准备

（1）动物麻醉与固定：家兔称重后，由耳缘静脉缓慢注入20%氨基甲酸乙酯溶液（按4ml/kg体重）。注射期间注意观察家兔肌张力、呼吸频率和角膜反射的变化，防止麻醉过深。麻醉后将家兔仰卧位固定于兔手术台上。

（2）插管：剃去颈前部被毛，沿正中线在甲状软骨下切开皮肤约5～7cm，分离左侧颈总动脉和右侧颈外静脉并插管。颈动脉导管用于取血；颈外静脉导管用三通管连接静脉输液装置，缓慢输入生理盐水（5～10滴/min），以保持管道通畅。

2. 测血钾　用抗凝试管通过颈总动脉取血1ml，用电解质测量仪测动物实验前的血钾浓度。

3. 心电图描记　将针型电极分别刺入家兔四肢踝部皮下。导联线按右前肢（红）、左前肢（黄）、左后肢（绿）、右后肢（黑）的顺序连接。打开心电图机，选择Ⅱ或aVF导联描记心电图。若未给任何处理时，T波高于0.15mV，宜改用其他导联，若T波仍高，则宜另换动物。记录一段正常心电图，以至少含4～5个心动周期为宜。

用头胸导联可描记出比普通导联更为高大清晰的心电图波形。方法是将胸导联电极插入胸部皮下，将头部导联电极插入下颌部皮下，将心电转换盒上的导联旋钮旋到头胸导联位置。这样记录的心电图高大清晰，高血钾的异常心电图波形出现早而清晰。

4. 高钾血症动物模型的复制　通过输液装置，缓慢滴注5%氯化钾溶液，同时密切观察和记录心电图变化。出现P波低平、增宽，QRS波群低压变宽和高尖T波后，立即取血1ml做血钾测定，并开始实施抢救。

5.高钾血症的抢救　在滴注氯化钾溶液之前,必须准备好抢救药物(10%氯化钙 2ml/kg,或 4%碳酸氢钠 5ml/kg,或葡萄糖胰岛素溶液 7ml/kg)。在心电图出现典型高血钾改变后立即实施抢救,通过输液装置快速推注抢救药物。待心电图基本恢复正常时再次由颈总动脉采血 1ml,测定救治后的血浆钾浓度。最后,注入致死剂量的 10%氯化钾溶液(8ml/kg),开胸观察室颤及心脏停搏时的状态。

3-14　视频:
家兔心电图
描记

【结果记录】　观察并记录家兔精神状态(是否兴奋、躁动、昏迷、痉挛),呼吸频率、深度和节律,血浆钾浓度,心电图改变。

【讨论】　分析高钾血症的形成原因、产生机制、对人体的影响及治疗原则。

【注意事项】

1.麻醉要适度,过深抑制呼吸,过浅时家兔疼痛则易引起肌颤,干扰心电图波形。

2.动物对氯化钾的耐受性有个体差异,有的动物需要注入较多量氯化钾才出现异常心电图改变;严格控制好滴注氯化钾的速度,以防过量导致家兔过早死亡。

3.滴注氯化钾时要时刻关注心电图变化,出现特征性异常即停止输液,快速用氯化钙抢救,如果 10min 内无法输入抢救药物,则效果欠佳。

4.实验中必要时才开动心电图机,以避免机器因长时间处于工作状态而造成温度过高;针形电极刺入皮下,要对称,每次使用前需用酒精擦净,并及时清除电极和电线周围的血和水迹,以保持良好的导电状态。

5.每次由颈总动脉取血后,均用 2ml 肝素生理盐水溶液冲洗管道内余血,防止导管内血液凝固。

【分析】

1.注射氯化钾后,可观察到哪些异常心电图变化?发生的机制是什么?

2.最后出现室颤时,开胸可发现心脏停搏在何种状态?产生的原因是什么?

附:实验流程图

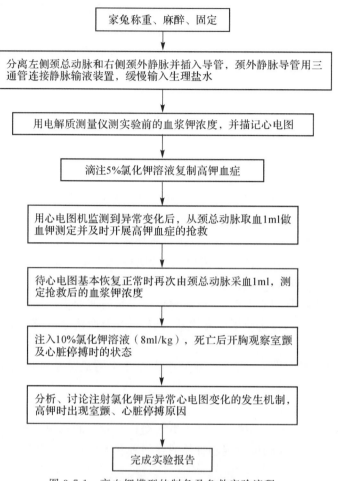

家兔称重、麻醉、固定

分离左侧颈总动脉和右侧颈外静脉并插入导管,颈外静脉导管用三通管连接静脉输液装置,缓慢输入生理盐水

用电解质测量仪测实验前的血浆钾浓度,并描记心电图

滴注5%氯化钾溶液复制高钾血症

用心电图机监测到异常变化后,从颈总动脉取血1ml做血钾测定并及时开展高钾血症的抢救

待心电图基本恢复正常时再次由颈总动脉采血1ml,测定抢救后的血浆钾浓度

注入10%氯化钾溶液(8ml/kg),死亡后开胸观察室颤及心脏停搏时的状态

分析、讨论注射氯化钾后异常心电图变化的发生机制,高钾时出现室颤、心脏停搏原因

完成实验报告

图 3-7-1　高血钾模型的制备及急救实验流程

(张玲)

任务八　吗啡急性中毒的观察与急救

【目的】　观察吗啡抑制家兔呼吸作用及尼可刹米对抗吗啡抑制家兔呼吸作用。

【原理】　吗啡具有强大的镇痛作用,但同时可抑制呼吸中枢,过大剂量将导致机体呼吸中枢衰竭而死亡。通过静脉注射吗啡可引起家兔呼吸抑制,在呼吸明显被抑制时,用呼吸中枢兴奋剂尼可刹米以对抗吗啡抑制呼吸作用。

【实验对象和器材】　家兔;生物信号采集处理系统,呼吸换能器,"Y"形气管插管,电动剃毛器,哺乳类动物手术器械,兔手术台,玻璃分针,注射器(2ml、20ml),粗棉绳;20％氨基甲酸乙酯溶液,1％吗啡溶液,25％尼可刹米溶液。

【方法】

1.动物准备

(1)麻醉、固定:家兔称重后,按 4ml/kg 体重从耳缘静脉注入 20％氨基甲酸乙酯溶液,家兔麻醉后,将其仰卧位固定于兔手术台上。

(2)颈部手术:剃去颈前部被毛,于颈前正中切开皮肤 5～7cm,用止血钳钝性分离软组织及颈部肌肉,直至气管完全暴露。分离气管,在气管下穿粗棉线备用。

3-15　视频:分离家兔颈部神经

(3)气管插管:在环状软骨下约 1cm 处做"⊥"形切口,将气管插管由切口处向肺端插入。插前检查插管斜口是否光滑通畅,插时应动作轻巧,尽量避免损伤气管黏膜引起出血,用粗棉线将插管口结扎固定,用生理盐水纱布覆盖手术部位。

2.仪器连接　呼吸运动实验装置见图 3-8-1,呼吸换能器的前端胶管与气管插管的一侧开口相连,其输出端连接生物信号采集处理系统。

3-16　视频:家兔呼吸运动的调节与影响因素仪器连接

3.仪器参数设置　双击打开生物信号采集处理系统,点击"实验"菜单,选择"呼吸运动调节",进入该实验信号记录状态(图 3-8-2)。

4.观察项目

(1)描记正常呼吸曲线:点击生物信号采集处理系统记录按钮,记录一段正常呼吸运动曲线作为对照。

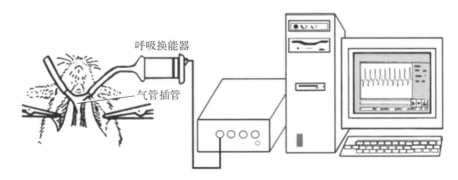

图 3-8-1　家兔呼吸运动实验装置

(2)观察吗啡对呼吸运动的影响:向家兔耳缘静脉缓慢注入吗啡 2ml,观察吗啡对呼吸运动的影响。

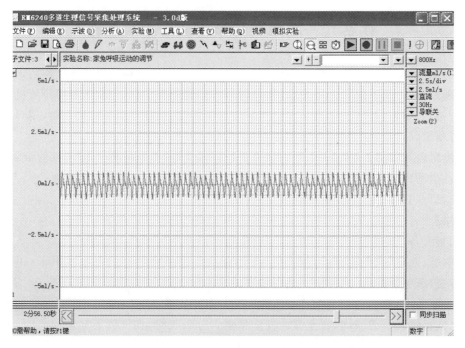

图 3-8-2 家兔呼吸运动实验界面

（3）观察尼可刹米拮抗吗啡对呼吸运动的影响：吗啡致呼吸作用明显抑制时，立即向家兔耳缘静脉缓慢注入尼可刹米 2ml，观察尼可刹米拮抗吗啡对呼吸运动的影响。

【结果记录】 分别测定各项处理因素前、后的通气量和呼吸频率，用文字描述各项处理前、后的通气量和呼吸频率变化。

【讨论】 论述吗啡和尼可刹米对呼吸的影响机制。

【注意事项】

1.麻醉时，应缓慢推注麻醉药，当家兔后肢无抵抗感、肌肉松弛、角膜反射消失时，表明麻醉深度已足够，应立即停止注射。

2.应提前准备好尼可刹米，当家兔呼吸明显被抑制时，及时注入尼可刹米。

3.若插管前气管黏膜出血，应用干棉球或纱布擦干，以免形成血块，堵塞气管，影响家兔呼吸。

【分析】 分析吗啡和尼可刹米对家兔呼吸运动的影响及作用机制。

附:实验流程图

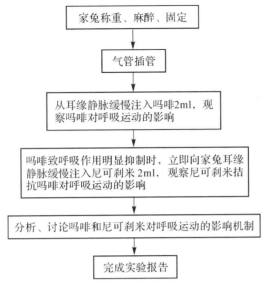

图 3-8-3　吗啡急性中毒的观察与急救实验流程

（张玲、李娜）

任务九　呼吸运动的调节与影响因素

【目的】　观察血液 PCO_2、PO_2 和 pH 变化及电刺激迷走神经等对家兔呼吸运动的影响，综合分析各因素对呼吸运动的调节。

【原理】　呼吸是指机体与外界环境之间的气体交换过程，包括肺通气、肺换气、气体在血液中的运输和组织换气等环节。在正常情况下，呼吸运动在中枢神经系统的参与及肺牵张反射、化学感受器反射等的调节下，按照一定节律和深度进行。体内外各种刺激可作用于中枢或外周不同感受器，反射性地影响呼吸运动。

【实验对象和器材】　家兔；生物信号采集处理系统，呼吸换能器，保护电极，"Y"形气管插管，电动剃毛器，哺乳类动物手术器械，兔手术台，粗棉线，细线，玻璃分针，注射器（2ml、20ml各1支），棉花，纱布，50cm长胶管，N_2 气囊，CO_2 气囊，20%氨基甲酸乙酯溶液，2%乳酸溶液。

【方法】

1．动物准备（请参照本篇任务八）

（1）麻醉、固定：家兔称重后，按 4ml/kg 体重从耳缘静脉注入 20%氨基甲酸乙酯溶液，家兔麻醉后，将其仰卧位固定于兔台。

（2）颈部手术：剃去颈前部被毛，于颈前正中切开皮肤 5~7cm，用止血钳钝性分离软组织和颈部肌肉，直至气管完全暴露。用玻璃分针仔细分离两侧的迷走神经，在迷走神经下穿细线备用。用止血钳分离气管，在气管下穿粗棉线备用。

（3）气管插管：在环状软骨下约 1cm 处做"⊥"形切口，将气管插管由切口处向肺端插入。插前检查插管斜口是否光滑通畅，插入时应动作轻巧，尽量避免损伤气管黏膜而引起出血。用粗棉线将插管结扎固定，然后用生理盐水纱布覆盖手术部位。

2．仪器连接　呼吸换能器的前端胶管与气管插管的一侧开口相连，输出端连接生物信号采集处理系统（图 3-9-1）。

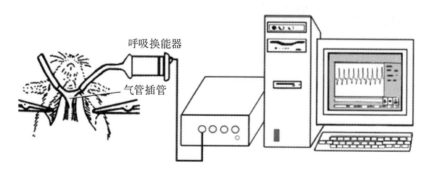

图 3-9-1　呼吸运动的调节实验装置

3．仪器参数设置　打开生物信号采集处理系统，点击"实验"菜单，选择"机能实验"菜单中的"家兔呼吸运动的调节"，进入该实验信号记录状态（图 3-9-2）。

4．观察项目

（1）描记正常呼吸曲线：点击"记录"按钮，记录一段正常呼吸运动曲线作为对照。辨认曲线上吸气、呼气的波形方向。

（2）观察增加无效腔和气道阻力对呼吸运动的影响：在气管插管的通气侧管连接 50cm 长

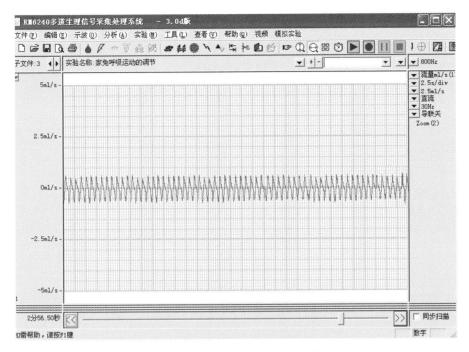

图 3-9-2　家兔呼吸运动调节实验界面

胶管,观察并记录家兔呼吸运动的变化。

(3)观察缺 O_2 对呼吸运动的影响:用 N_2 气囊口对气管插管开口,给家兔吸入含较高浓度氮气的空气以造成部分缺 O_2 ,观察和记录呼吸运动的变化。

(4)观察吸入气 CO_2 含量增加对呼吸运动的影响:同上法打开 CO_2 气囊,使吸入的空气中有较高浓度的 CO_2 ,观察并记录呼吸运动的变化。

(5)观察血液中氢离子浓度增加对呼吸运动的影响:向家兔耳缘静脉缓慢注入 2ml 2% 乳酸溶液,观察并记录呼吸运动的变化。

(6)观察迷走神经在呼吸运动调节中的作用:分别观察并记录切断一侧和两侧迷走神经后家兔呼吸运动的变化。间断刺激一侧迷走神经的中枢端,观察家兔呼吸运动的变化。(电刺激参数设置:连续单刺激模式,强度 5~10V,频率 15~30Hz,波宽 2ms。)

【结果记录】　分别测定各项处理因素前、后家兔的通气量和呼吸频率,用文字描述各项处理因素前、后家兔的通气量和呼吸频率。

【讨论】　论述各项处理前、后通气量的变化机制。

【注意事项】

1.麻醉家兔时,应缓慢推注麻醉药,当家兔后肢无抵抗感、肌肉松弛、角膜反射消失时,表明麻醉深度已足够,应立即停止注射。

2.每完成一项观察步骤,应等家兔呼吸基本恢复到正常水平后才可进行下一项目。

【分析】　家兔吸入不同浓度的 CO_2 之后,呼吸频率和深度的变化都一样吗?

附:实验流程图

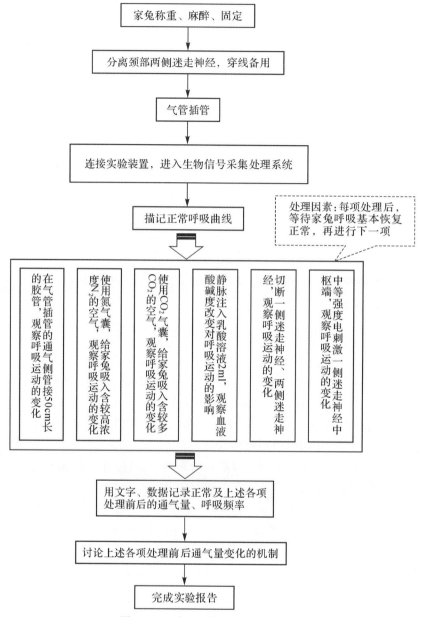

图 3-9-3　呼吸运动的调节实验流程

（张玲、李娜）

任务十 几种常用缺氧模型的制备及缺氧的影响因素分析

【目的】 观察缺氧过程中小鼠呼吸、血液色泽及全身的变化,理解温度和中枢神经系统功能状态对缺氧耐受的影响。

【原理】 当机体向组织细胞供氧不足或组织利用氧障碍时,机体机能和代谢发生异常变化的病理过程称为缺氧。许多原因都可使机体发生缺氧。

将小鼠放于加有钠石灰的密闭瓶中,瓶内氧气被不断消耗,而呼出的二氧化碳被钠石灰吸收,可导致小鼠发生乏氧性缺氧(又称低张性缺氧)。一氧化碳(CO)与血红蛋白的亲和力比氧与血红蛋白的亲和力高 210 倍,故吸入气中含有微量的 CO 即可与血红蛋白结合,与 CO 结合的血红蛋白不能结合氧,导致血液运输氧的能力下降,引起缺氧;亚硝酸盐可使血红蛋白中的二价铁氧化为三价铁,失去结合氧的能力,引起缺氧。这两种情况的缺氧均为血液性缺氧。由于血流量减少使组织供氧量不足所引起的缺氧称为循环性缺氧(又称低动力性缺氧)。组织细胞利用氧障碍引起的缺氧称为组织性缺氧。不同类型的缺氧,机体的代偿适应性反应和症状表现有所不同。

本实验通过测定小鼠的总耗氧量,比较分析中枢神经系统功能抑制和低温对缺氧的影响。小鼠在密闭瓶内不断消耗氧气,而产生的 CO_2 被钠石灰吸收,瓶内氧分压逐渐降低而产生负压。密闭瓶与测耗氧装置相连,装置的移液管内液面因瓶内负压而上升,量筒内液面下降的毫升数即为小鼠消耗氧的总量。

【实验对象和器材】 小鼠;100ml 广口瓶和测耗氧装置,1ml 注射器,弹簧夹,剪刀,镊子;50g/L 亚硝酸钠溶液,10g/L 美蓝溶液,2.5g/L 氯丙嗪溶液,生理盐水,CO 气体(甲酸加浓硫酸制取),冰块,钠石灰,凡士林。

【方法】

1. 不同原因造成的缺氧类型

(1)密闭瓶中呼吸:取小鼠 1 只,观察并记录小鼠的一般活动情况及耳、尾、口唇的颜色、呼吸频率(次/10s)及呼吸深度。

将小鼠放入含钠石灰(约 5g)的 100ml 广口瓶内,待小鼠安静后塞紧瓶塞,开始计时,每隔 5min 计数小鼠的呼吸频率(次/10s)一次,并观察小鼠的行为(如挣扎、痉挛等)及耳、尾、口唇的颜色变化,直至小鼠死亡,记录死亡时间。尸体留待打开腹腔观察。

3-17 视频:CO 中毒观察

(2)吸入 CO:取小鼠一只,观察并记录小鼠活动一般情况及耳、尾、口唇的颜色、呼吸频率(次/10s)及深度。

将小鼠放入 100ml 广口瓶内,塞紧瓶塞,通入 CO 气体,开始计时,观察方法与指标同(1)中所述。

3-18 图片:耗氧装置实物图

(3)注入亚硝酸钠。取体重相近的小鼠 2 只,计数呼吸频率并观察小鼠的皮肤黏膜色泽。向小鼠腹腔内各注射 50g/L 亚硝酸钠溶液 0.2ml 后,立即向其中一只小鼠腹腔内再注射 10g/L 美兰溶液 0.2ml。另一只注射生理盐水0.2ml 作为对照。

观察方法与指标同(1)中所述,并比较两鼠的状态及死亡时间有无差异。

将以上 4 只死亡的小鼠腹腔打开,各取下一小块小鼠肝组织置于滤纸片上,进行血液或肝

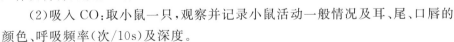

脏颜色的比较。

2. 中枢神经系统功能状态和温度对动物缺氧耐受的影响

(1) 取性别相同、体重相近的小鼠 2 只，准确称量体重。按随机分配的原则，选择其中一只作为实验组，另一只作为对照组。实验组按 0.1ml/10g 体重向小鼠腹腔内注射氯丙嗪后，置于冰浴的纱布上 10～15min，使小鼠呼吸频率降为70～80 次/min；向对照组小鼠腹腔注射生理盐水(0.1ml/10g 体重)，放置室温 10～15min。

(2) 将 2 只小鼠分别放入 100ml 的广口瓶内，按图 3-10-1 连接测耗氧装置。

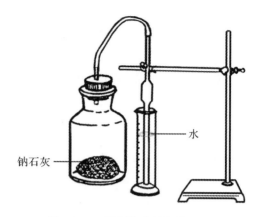

图 3-10-1　缺氧瓶和耗氧装置

3-19　视频：
小鼠腹腔注射

(3) 向量筒内充水至确定刻度，将玻璃管接头与缺氧瓶塞上的橡皮管相连。

(4) 待小鼠死亡后，立即从量筒上读出液面下降的毫升数，两次液面差即为小鼠的总耗氧量(A)。

3. 观察项目

(1) 不同原因造成的缺氧类型(常见的缺氧动物模型的复制)：记录各项实验结果的数据，并填于表 3-10-1 中。

表 3-10-1　几种缺氧模型小鼠的体表及肝脏表现

缺氧类型	呼吸频率							存活时间(s)	体表颜色	肝脏颜色
	实验前	实验后								
		5s	10s	15s	20s	25s	30s			
乏氧性										
CO 中毒										
亚硝酸钠＋美蓝										
亚硝酸钠＋生理盐水										

(2) 中枢神经系统功能状态和温度对动物缺氧耐受的影响：

① 待小鼠死亡后，记录小鼠的存活时间及总耗氧量。根据总耗氧量 A(ml)、存活时间 T(min)、鼠体重 W(g)三项指标，求出小鼠的总耗氧率 R[ml/(g·min)]。

小鼠总耗氧率的计算公式为：

$$R[ml/(g·min)] = A(ml) \div W(g) \div T(min)$$

② 数据统计处理：在教师的指导下，收集各组、各项指标的原始数据，列表并进行统计处理，求出各项指标的均数($\bar{R}$)。

【结果记录】　用文字和数据(表 3-10-1、表 3-10-2)描述几种缺氧模型小鼠的表现及不同状态下小鼠对缺氧的耐受情况。

【讨论】　论述各种原因引起缺氧的机制，低温及中枢神经系统功能抑制对缺氧耐受性的影响机制。

表 3-10-2 不同状态下小鼠对缺氧的耐受情况

组别	对照组				实验组			
	体重 $W(g)$	存活时间 $T(s)$	总耗氧量 $A(ml)$	总耗氧率 $R[ml/(g \cdot min)]$	体重 $W(g)$	存活时间 $T(s)$	总耗氧量 $A(ml)$	总耗氧率 $R[ml/(g \cdot min)]$
1								
2								
3								
4								
5								
6								
7								
8								
$\overline{R}$								

【注意事项】

1.缺氧瓶和测耗氧量装置必须完全密闭不漏气。

2.小鼠腹腔注射部位应稍靠左下腹,勿损伤肝脏,注射时还应避免将药液注入肠腔或膀胱。

3.实验组小鼠应在注射氯丙嗪后稍平静时放在冰浴的纱布上,放留时间的长短,以小鼠呼吸频率降为 70～80 次/min 为宜。

【分析】

1.分析实验中不同原因造成的缺氧分别属于何种类型的缺氧? 各种缺氧发生机制有何不同?

2.不同类型缺氧时机体的呼吸和体表颜色的改变有何临床意义?

3.低温和中枢神经系统功能抑制为何能增强小鼠对缺氧的耐受? 有何临床意义?

4.为什么要在缺氧瓶内放入钠石灰? 这对缺氧机制的分析有何意义?

附:实验流程图

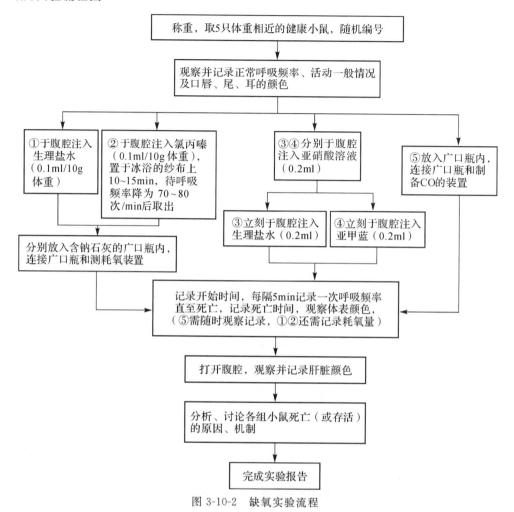

图 3-10-2　缺氧实验流程

（龙香娥）

任务十一 离体回肠实验

【目的】 观察胆碱能神经递质乙酰胆碱和局部炎症介质组胺对肠道平滑肌的作用,以阿托品及氯苯那敏(扑尔敏)为工具,初步分析上述两药的作用原理,提高对实验中细微环节的控制能力。

【原理】 消化道平滑肌具有肌肉组织的共有特性,如兴奋性、传导性和收缩性等,但消化道平滑肌的兴奋性较低、收缩缓慢。消化道平滑肌也具有自发的节律性运动,但频率低且节律不规则。消化道平滑肌对电刺激、针刺、刀割等不敏感,而对机械牵张、温度、缺血和化学刺激敏感。将离体肠肌置于接近在体状态的适宜环境中,消化道平滑肌仍可保持良好的生理特性。

胃肠道和膀胱平滑肌以胆碱能神经占优势,小剂量或低浓度的乙酰胆碱即能激动 M 胆碱受体,产生与胆碱能神经节后纤维兴奋相似的作用,兴奋胃肠道平滑肌。阿托品为 M 受体阻断剂,可阻断胆碱能递质或拟胆碱药物与受体的结合而产生抗胆碱作用。组胺对胃肠道和气管平滑肌的 H_1 受体有兴奋作用,氯苯那敏为 H_1 受体的阻断剂,可阻断组胺与 H_1 受体的结合而产生抗组胺作用。

【实验对象和器材】 豚鼠;生物信号采集处理系统,超级恒温器,张力换能器,培养皿,麦氏浴槽,胶管,通气钩,气泵,棉线,木槌,气泵,眼科镊,眼科剪,注射器(20ml、5ml、1ml);台氏液,0.01g/L乙酰胆碱溶液,1g/L阿托品溶液,0.01g/L组胺溶液,0.001g/L氯苯那敏溶液,10g/L $BaCl_2$ 溶液。

3-20 视频:离体回肠实验装置准备

3-21 视频:离体回肠标本的制备

【方法】

1.装置准备 麦氏浴槽中充以台氏液至固定水平面,将恒温器温度调至37℃,以保证麦氏浴槽内 37℃左右恒温。通气管接气瓶或气泵出口(95% O_2 + 5% CO_2),用螺丝夹调节通气流,通气速度以麦氏浴槽中的气泡一个个逸出为宜。

2.标本制备

(1)取豚鼠 1 只,用木槌击其头部处死,剪开腹腔。离回盲部 1cm 处剪断肠管,取出约 10cm 长的一段回肠,置于氧饱和的台氏液培养皿中。沿肠壁除去肠系膜后,用 5ml 注射器吸取台氏液将肠内容物冲洗干净,将回肠剪成 1.0～1.5cm 的数小段备用。

(2)取一小段肠管,下端以通气钩固定,上端对角处用另一小弯钩固定。然后将肠管放入 37℃麦氏浴槽中,通入氧气,再将肠管上端小弯钩上的细线与张力换能器相连,调节肌张力至 0～3g(图 3-11-1)。

3.仪器连接 将张力换能器固定于铁支柱上,换能器输出线接生物信号采集处理系统的 1 通道(图 3-11-2)。

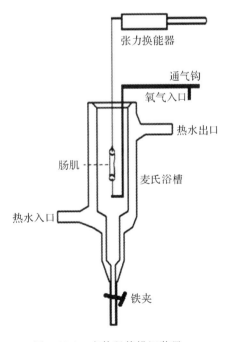

图 3-11-1 离体肠管描记装置

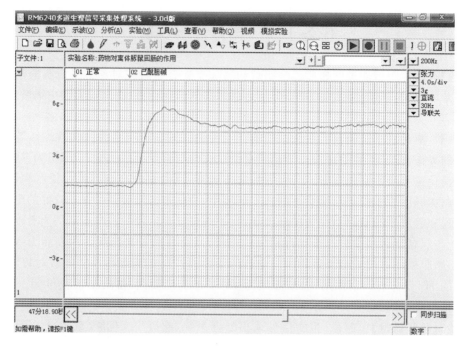

图 3-11-2　离体肠管实验界面

3-22 视频：
离体回肠实
验仪器连接

4.仪器参数设置　进入生物信号采集处理系统，点击"实验"菜单，选择"消化"或"自定义实验项目"菜单中的"消化道平滑肌生理特性"。系统进入该实验信号记录状态。仪器参数：通道时间常数为直流，滤波频率 10Hz，灵敏度 1.5～3.0g，采样频率 100Hz，扫描速度 25s/div。

5.观察项目

(1)待离体回肠稳定 10～20min 后，记录一段正常的收缩曲线。

(2)于麦氏浴槽中滴加 0.01g/L 乙酰胆碱 0.2ml，观察并记录收缩曲线，2～3min 后换液冲洗。

(3)重复以上乙酰胆碱剂量，待收缩达到最高时，加入 1g/L 阿托品溶液 0.2ml，观察结果。不换液，待曲线恢复至基线或基本稳定后，再加入相同剂量的乙酰胆碱，观察并记录其收缩曲线，然后换液冲洗。

(4)加入 0.01g/L 组胺溶液 0.3ml，待作用明显时(1～2min)，迅速换液，使肠肌恢复正常。

(5)重复以上组胺剂量，待收缩达到最高时，加入 0.001g/L 氯苯那敏溶液 0.2ml，观察结果。不换液，待曲线恢复至基线或基本稳定后，再加入同量组胺，观察其反应，然后换液冲洗。

(6)加入 10g/L $BaCl_2$ 溶液 1ml，观察其反应。当作用达到最高，肠段持续痉挛收缩时，加入 1g/L 阿托品溶液 0.2ml，观察结果。

【结果记录】　用文字和数据描述乙酰胆碱、组胺和 $BaCl_2$ 引起的离体回肠平滑肌的张力变化，以及阿托品、氯苯那敏对以上效应的作用。

【讨论】　论述乙酰胆碱、组胺及 $BaCl_2$ 的作用机制及其临床意义。

【注意事项】

1.注意恒温、通气以保持标本活性，操作时勿牵拉肠段以免影响收缩功能。

2.乙酰胆碱和组胺须临用时新鲜配制。

3.麦氏浴槽内的液面应始终保持在同一水平。

4.勿将药液直接加于回肠上。

5.若回肠作用不明显,可适当增加药量。

【分析】 H_2 受体阻断药西米替丁能拮抗组胺对胃肠道平滑肌的兴奋作用吗?

附:实验流程图

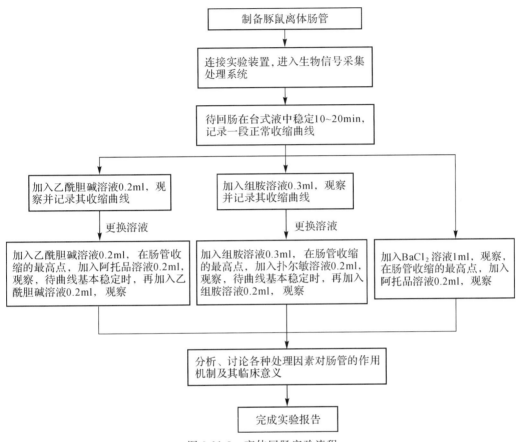

图 3-11-3 离体回肠实验流程

（陈慧玲）

任务十二　尿生成的影响因素

【目的】　学习尿道插管和尿量测量的方法,观察神经-体液因素对尿生成的影响,并分析其作用机制。

【原理】　尿生成包括肾小球滤过、肾小管和集合管的重吸收、分泌等环节,凡是能影响上述过程的因素均可引起尿量的改变。

1.影响肾小球滤过的因素　有效滤过压、滤过膜面积及其通透性、肾血浆流量都可影响肾小球的滤过作用。有效滤过压是肾小球滤过作用的动力,主要取决于肾小球毛细血管血压、血浆胶体渗透压和囊内压,其中任一因素发生变化,均可影响有效滤过压,从而影响肾小球的滤过。滤过膜面积及其通透性在正常情况下保持稳定,但肾小球肾炎等病理情况下,可因具有滤过功能的肾小球减少而引起滤过面积减少,因机械屏障和电学屏障作用而引起膜通透性增加。肾血流量的调节包括自身调节、神经调节和体液调节,当动脉血压在 $80 \sim 180 mmHg$ 范围内波动时,通过自身调节可保持肾血流量的稳定,而交感神经兴奋、血液中去甲肾上腺素和血管紧张素等分泌增加可引起肾血管收缩,血流量减少。

2.肾小管与集合管重吸收和分泌的调节　肾小管和集合管重吸收受神经、体液的调节,尤其是体液调节,主要有抗利尿激素和醛固酮。此外,肾小管的重吸收有一定的限度,如血糖浓度过高,超过肾糖阈,将出现糖尿,同时由于小管液溶质浓度的增加,使小管液渗透压升高,水的重吸收减少,导致尿量增加,这种现象称为渗透性利尿。

【实验对象和器材】　家兔(雄性);生物信号采集处理系统,计滴器,兔手术台,宠物剃毛器,哺乳动物手术器械,注射器(20ml、5ml、1ml 各 1 支),尿道插管,铁架台,培养皿,电磁炉,丝线,棉绳,纱布,尿糖试纸;20%氨基甲酸乙酯溶液,生理盐水,20%葡萄糖溶液,1∶10000 去甲肾上腺素溶液,垂体后叶素,呋塞米,20%甘露醇溶液。

【方法】

1.手术准备

(1)麻醉与固定:从家兔耳缘静脉注入 20%氨基甲酸乙酯溶液(4ml/kg 体重)。待家兔麻醉后,将其呈仰卧固定于兔台。(操作视频参见本篇任务八)

(2)颈部手术:剃去颈前部被毛,正中切开皮肤(切口长度 5～7cm),用止血钳或玻璃分针纵向分离软组织及颈部肌肉,暴露气管及气管侧后方的右颈动脉鞘,用玻璃分针从颈动脉鞘中分离迷走神经,并在神经下穿线备用。(操作视频参见本篇任务八)

3-23　视频:
家兔尿道插管

(3)尿道插管:暴露尿道外口,在导尿管表面涂上液体石蜡,从尿道外口向膀胱方向插入导尿管,直至尿液流出。插管的出口处应低于膀胱水平,流出的尿液滴在计滴器的两个电极上,滴下的尿液用培养皿盛接。

2.仪器连接和参数设置　计滴器导线接至受滴插口。启动生物信号采集处理系统。在示波菜单中,选择计滴功能,弹出对话框(图 3-12-1)。选择"开始计滴",在"开始时刻"对话框中系统自动记录这一时刻,并在"速率"框中自动显示当前尿滴的速率。此时"开始计滴"按钮变为"停止计滴"。需停止时,点击此按钮。系统自动显示计滴时间、滴数和平均速率。记录波形,先点击"开始记录",再点击"开始计滴"。

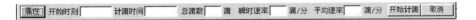

图 3-12-1　计滴对话框

3.观察项目

(1)记录正常尿流量(滴/min)。

(2)从耳缘静脉快速注入 38～40℃的生理盐水 20ml,观察并记录尿量变化。

(3)电刺激家兔右侧迷走神经 0.5～1min,观察并记录尿量变化。电刺激参数:强度 5～10V、频率 40Hz、波宽 2ms。

(4)静脉注射 20％葡萄糖溶液 5ml,观察并记录尿量变化。注射葡萄糖前后分别用尿糖试纸检测,观察有无尿糖出现。

(5)静脉注射去甲肾上腺素 0.3ml,观察并记录尿量变化。

(6)静脉注射呋塞米 1ml,观察并记录尿量变化。

(7)静脉注射垂体后叶素 2U,观察并记录尿量变化。

(8)静脉注射 20％甘露醇溶液 5ml,观察并记录尿量变化。

【结果记录】　用文字和数据逐一描述正常及上述各项处理后尿量的变化情况,将相关数据填入表 3-12-1 中。

表 3-12-1　影响家兔尿生成的因素

实验项目	尿量(滴/min)	
	处理前	处理后
注射温热生理盐水		
刺激迷走神经		
注射葡萄糖		
注射去甲肾上腺素		
注射呋塞米		
注射垂体后叶素		
注射甘露醇		

尿糖记录:注入葡萄糖前_____,注入葡萄糖后_____。

【讨论】　论述各项处理后尿量变化的机制。

【注意事项】

1.实验前多给家兔食用菜叶及水。

2.注意保护耳缘静脉,静脉穿刺从远心端开始,逐次移向耳根。

3.尿道插管时,操作需轻柔,可转动插管调整方向。插管的出口处应低于膀胱水平以利于尿液流出。

4.每种处理因素作用后,须等尿量基本恢复到基础尿量方可进行下一步实验。

【分析】　凡是使动脉血压升高的因素,是否均可使尿量增加?

附:实验流程图

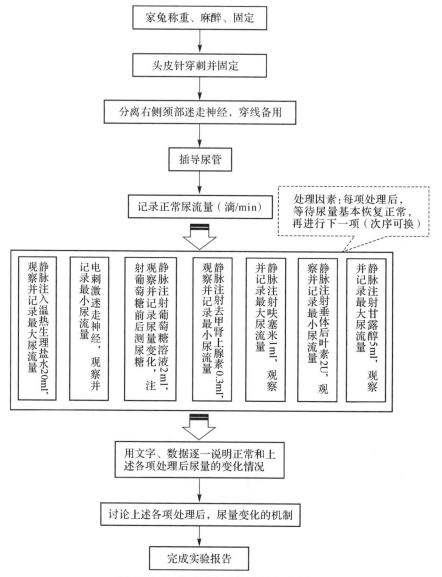

图 3-12-2 影响尿生成的因素实验流程

（况炜）

参考文献

[1]曹霞,严米亚.病理生理学[M].武汉:华中科技大学出版社,2014.

[2]陈慧玲.人体机能学基础与应用[M].武汉:华中科技大学出版社,2015.

[3]胡还忠,牟阳灵.医学机能学实验教程[M].4版.北京:科学出版社,2016.

[4]胡剑峰,肖明贵,陈新祥.正常人体机能[M].武汉:湖北科学技术出版社,2013.

[5]刘昕,令亚琴,王生兰.病理生理学[M].北京:清华大学出版社,2014.

[6]马晓健.生理学[M].3版.北京:高等教育出版社,2015.

[7]王建枝,钱睿哲.病理生理学[M].9版.北京:人民卫生出版社,2018.

[8]王庭槐.生理学[M].9版.北京:人民卫生出版社,2018.

[9]徐玲.人体机能学[M].2版.北京:科学出版社,2013.

[10]杨宝峰.药理学[M].8版.北京:人民卫生出版社,2013.

[11]杨芳炬,王玉芳.机能实验学[M].3版.北京:高等教育出版社,2016.

[12]张玲.人体机能学实验与实训指导[M].武汉:华中科技大学出版社,2015.

浙江大学出版社
Zhejiang University Press

互联网+教育+出版

立方书

教育信息化趋势下，课堂教学的创新催生教材的创新，互联网+教育的融合创新，教材呈现全新的表现形式——教材即课堂。

轻松备课

分享资源

发送通知

作业评测

互动讨论

"一本书"带走"一个课堂"　教学改革从"扫一扫"开始

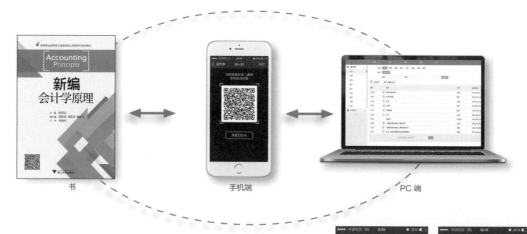

书　　　　　　　　　手机端　　　　　　　　　PC 端

打造中国大学课堂新模式

【创新的教学体验】

开课教师可免费申请"立方书"开课，利用本书配套的资源及自己上传的资源进行教学。

【方便的班级管理】

教师可以轻松创建、管理自己的课堂，后台控制简便，可视化操作，一体化管理。

【完善的教学功能】

课程模块、资源内容随心排列，备课、开课，管理学生、发送通知、分享资源、布置和批改作业、组织讨论答疑、开展教学互动。

扫一扫 下载APP

教师开课流程
→ 在APP内扫描封面二维码，申请资源
→ 开通教师权限，登录网站
→ 创建课堂，生成课堂二维码
→ 学生扫码加入课堂，轻松上课

网站地址：www.lifangshu.com
技术支持：lifangshu2015@126.com；电话：0571-88273329